1日
1回!

大人と子どもの 目がよくなる すごいクイズ

若桜木虔
〔クイズ制作〕北村良子

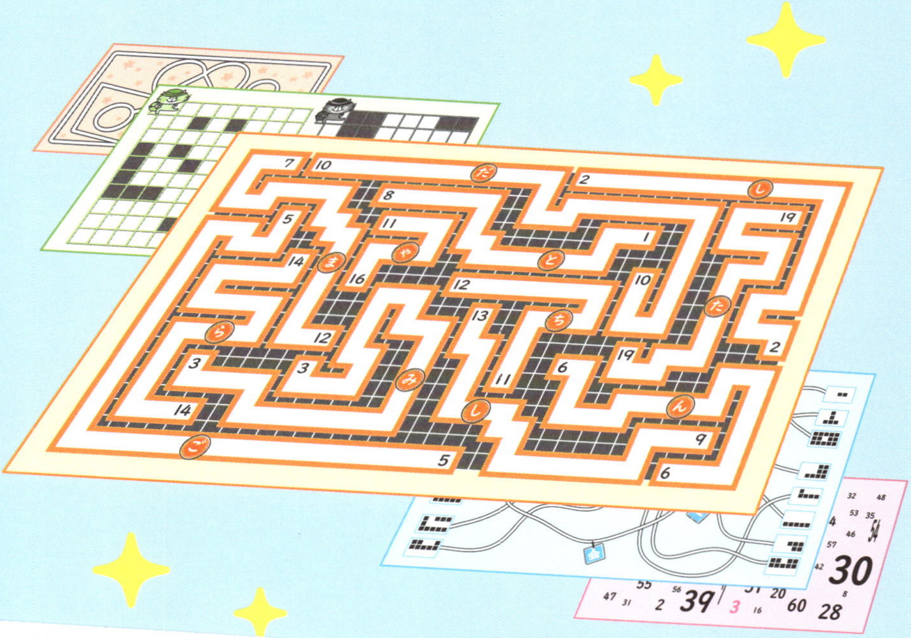

青春出版社

はじめに――**あなたの目は、この「クイズ」でよくなる！**

近視でも老眼でも、適切な方法さえ取れば、よくなる可能性は、大いにあるのです。

「わるくなった目は、治らない」そう思っていませんか？

そんなことはありません。

実は、**視力低下の最も大きな原因は「長時間にわたって、目を動かさずに、至近距離の目標（スマホの画面など）を見続けること」**にあります。

現代ではスマホが普及し、皆、暇さえあればスマホの画面をじっと見ています。これではどんどんわるくなることも、うなずけます。

スマホなどを見続け、長い間ずっと目を動かさないでいると、目についている筋肉が使われずに衰えていきます。これが、視力低下をもたらすのです。

つまり、この「目を動かさない状態」を改善すれば視力低下は防げるし、低下してしまった視力を回復させることもできます。

では具体的には、どうすればいいのか――。その方法が書いてあるのが本書です。

本書では、視力低下の原因の「長時間目を動かさない状態」と正反対の状態をつくりだす**「目をひんぱんに動かすトレーニング」**を、豊富に紹介していきます。
ただ、トレーニングといっても「つまらないもの」ではないので安心してください。
本書のトレーニングは、大人から子どもまで、幅広い世代が楽しめるように、すべて「クイズ」で構成しました。

どんどん解きたくなるクイズばかりなので、

トレーニング感はゼロ。クイズを楽しんでいたら、いつの間にか目がよくなっている……といううれしい経験が、できるはずです。

何かしらよい結果が出るまでにかかる時間は、ほんの数週間程度です。ぜひ、目がよくなる「画期的なクイズ」を楽しんでください！

令和元年9月吉日　若桜木虔

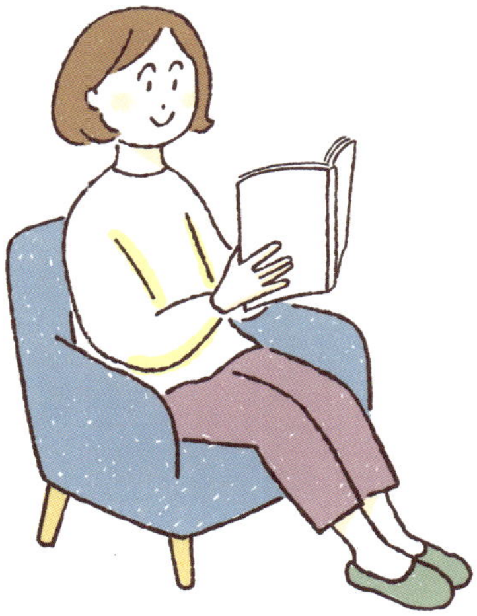

目がよくなるクイズの効果 **1**

「弱った眼筋」を鍛えられる

視力回復のカギは 6つの眼筋が握っている!

この本で鍛えられる6つの眼筋

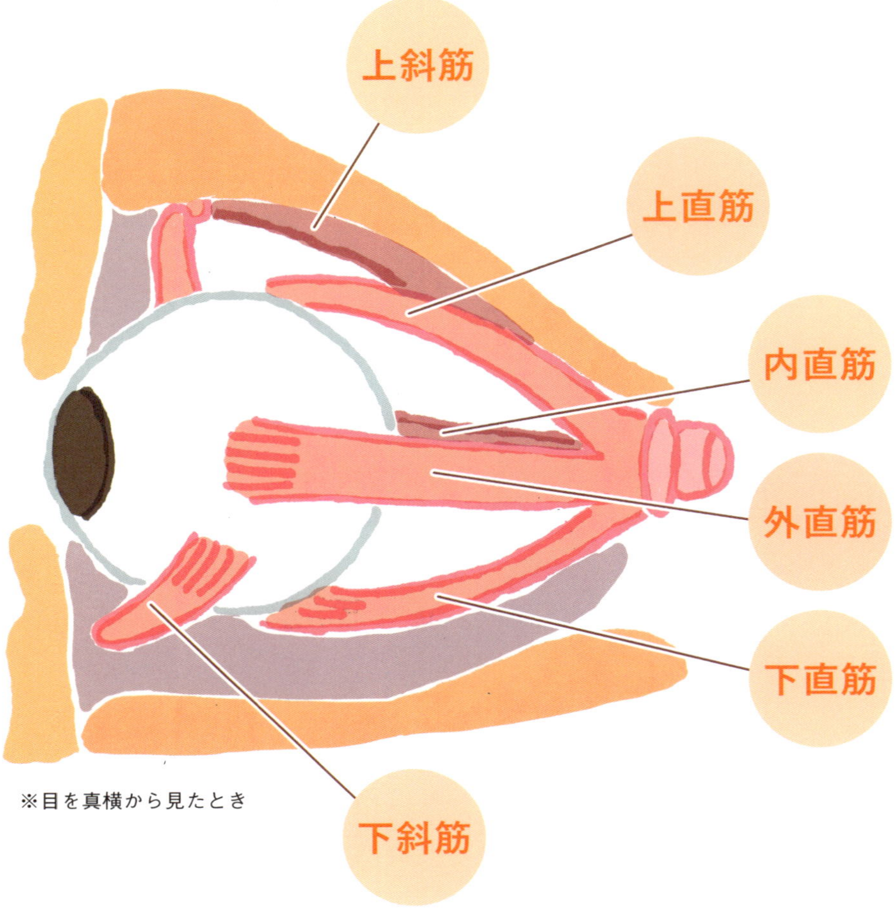

※目を真横から見たとき

上のイラストにあるように、人間の目には内直筋《ないちょくきん》、外直筋《がいちょくきん》、上直筋《じょうちょくきん》、下直筋《かちょくきん》、上斜筋《じょうしゃきん》、下斜筋《かしゃきん》という6種類の眼筋がくっついています。これらの眼筋が眼球を動かすことで、顔を動かさなくても、目の動きだけで上下左右の方向にある物を見ることができます。

しかし、私たちは普段の生活の中で、十分に眼筋を使っていません。テレビやパソコンの画面、スマホのディスプレイなど、狭い範囲をずーっと見ていることが多くなっています。そうすると、眼筋はどうなるでしょうか？

眼筋といえども、ただ目に見えないだけで、決して特別な筋肉ではありません。手足の筋肉や腹筋、背筋と同じく、使えば発達します

視力回復のしくみ

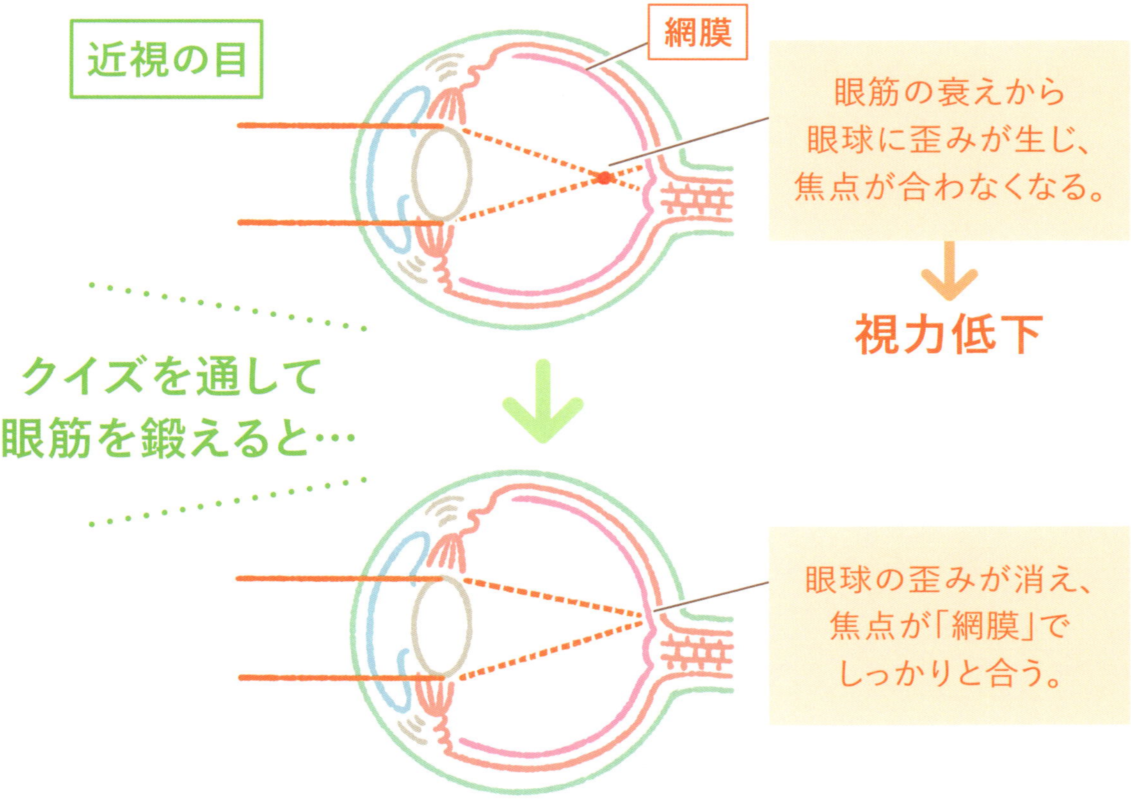
近視の目
網膜
眼筋の衰えから
眼球に歪みが生じ、
焦点が合わなくなる。
視力低下
クイズを通して
眼筋を鍛えると…
眼球の歪みが消え、
焦点が「網膜」で
しっかりと合う。

ピントが合って、よく見えるように！

が、使わなければ衰えていきます。

　人それぞれ目の動かし方には違いがあるので、6種類の眼筋は均等には衰弱せず、アンバランスに衰えます。

　すると、眼筋がついている眼球そのものに歪みが生じ、目の中にある「網膜《もうまく》」と呼ばれる部分でピントが合わなくなります。その結果、近視や遠視、乱視になったりするのです。

　ただ、眼筋は筋肉なので、動かせばいくらでも鍛えられます。6つの眼筋を鍛えれば、徐々に眼球の歪みが矯正され、その結果として視力も少しずつ回復するのです。

　本書でこれから紹介するクイズは、6つの眼筋をまんべんなく動かさないと解けないようにできています。

　普段の生活で行う機会が少なくなっている「眼筋を思い切り動かす」ということを、クイズを通して楽しみながら、自然にできるので、あっという間に目がよくなるのです。

目がよくなるクイズの効果 2

「見える範囲（視野）」が広くなる！

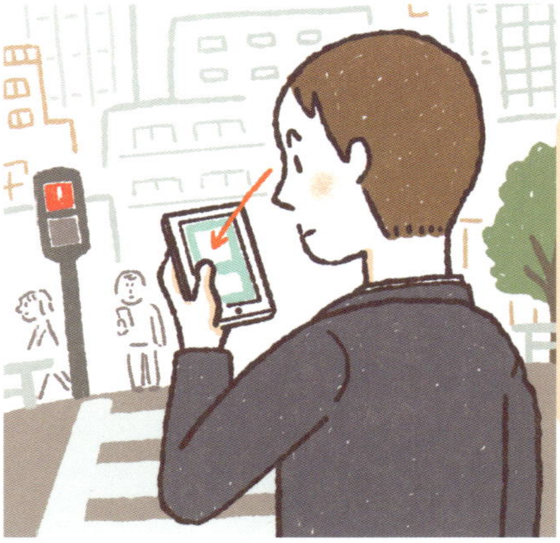

視野が狭くなると…

映像を目に取り込んでいても、見えなくなる範囲が増える。見えていて前方90度くらい。

クイズで視野を広げると…

映像として目に取り込んだものが、全てきちんと見えるように。

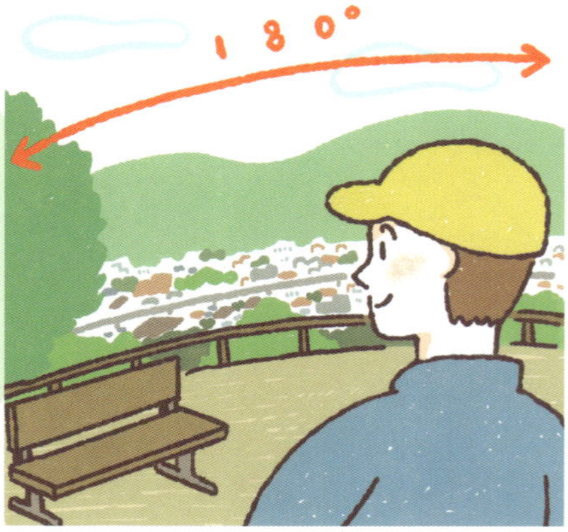

クイズで脳の「見る力」が目覚める

本書のクイズには「視野拡大効果」もあるので、遠近が楽に見えるようになるだけでなく、左右の視野も広がります。普段ほとんど近くばかり見ている私たちは、目で見えている全領域を情報として使えず、すぐ目の前の「ごく狭い範囲」しか意識できていません。つまり、「目は見ているのに、脳は見ていない」状態に陥っているのです。

クイズを通して視野拡大トレーニングを積むと、「目が見ているものを、そのとおり脳も見ている」状態にでき、「見える範囲」がグッと広がります。視力回復効果をより実感できますし、生活の中でも「見える楽しさ」に加えて危機管理能力が上がります。

視野の広さをチェックしてみよう

視野が狭くなっているかどうかは、自分では、なかなか気づけないもの。簡単な方法でチェックできるので、「どこまで見えているのか」ぜひ確認してみてください。

視野の広さチェック

1

顔の前で手を合わせます。人差し指が目の前20〜30センチぐらいの位置にくるように。

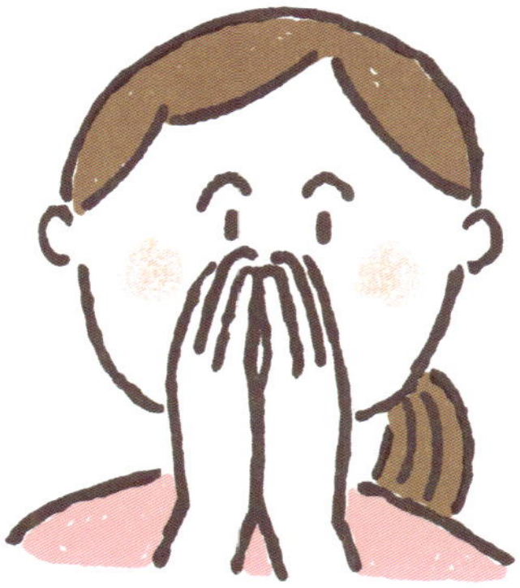

2

合わせた手を徐々に左右に開きます。

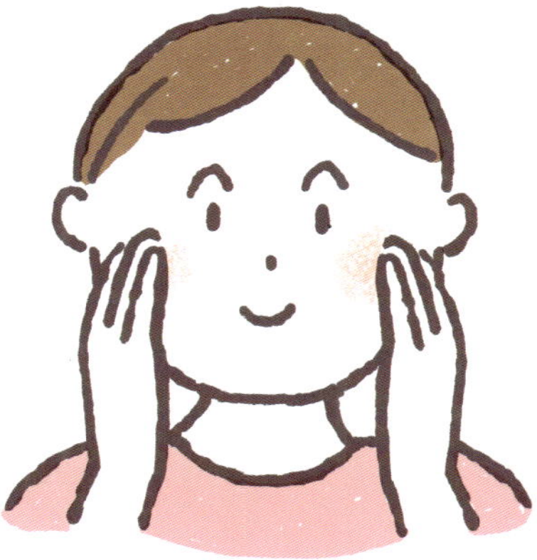

3

両手が顔の横あたりまで開いたら、こぶしを握って、人差し指だけを立てましょう。手を左右に開きながら、真正面を向いたまま、両方の指の先端を見てください。どこで、指先がぼやけるか、確認しましょう。

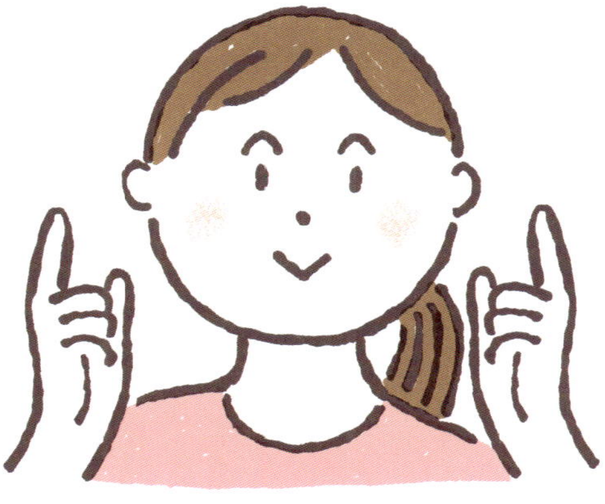

両手が鼻を中心として160度より開いたところまで見られれば、視野は十分に広いといえます。それ以下の場合は、視野が狭くなっています。

クイズを解くときのポイント

1

1日1回、好きなクイズを好きな順番で解きましょう。

2

背筋をピンと伸ばし、本は目から30センチほど離しましょう。猫背にならないように注意。

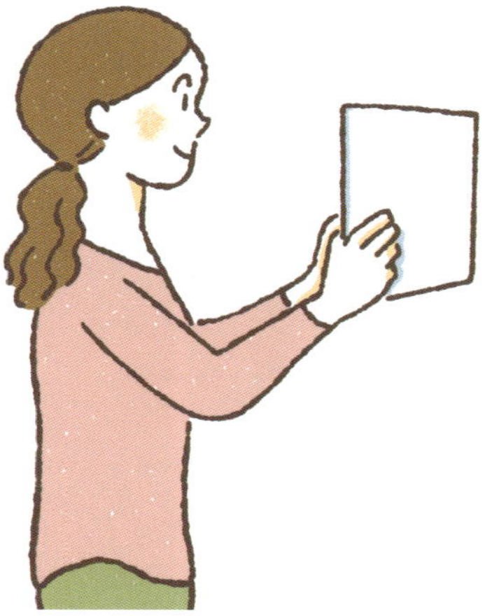

教室で、先生から指名されて教科書を朗読する場面をイメージして

3

メガネはつけたままで、コンタクトレンズは外して行いましょう。

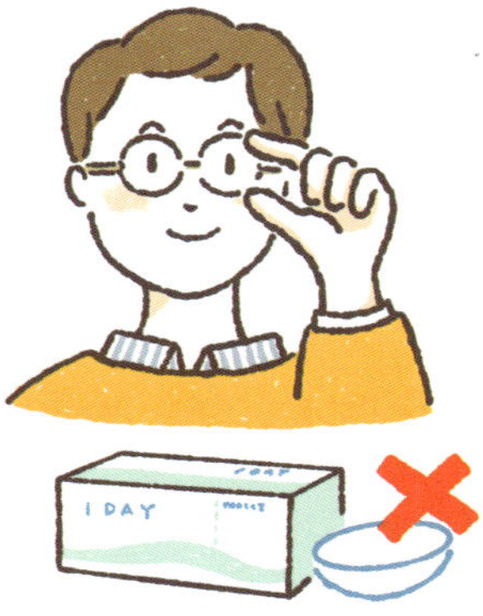

4

移動中やテレビCMの間など、ちょっとした隙間時間に行うと効果が出やすいです。

5

クイズの合間に、次のページの「毛《もう》様《よう》体《たい》筋《きん》トレーニング」を行うと視力回復効果がアップします。とくに、老眼に悩む人は試してみてください。

合わせてやると効果的！

毛様体筋トレーニング

クイズの合間に「毛様体筋トレーニング」を挟むと、視力回復効果が増します。どこでも簡単にできるので、目のストレッチと思って、気づいたときにこまめにやってみましょう。

毛様体筋とは？

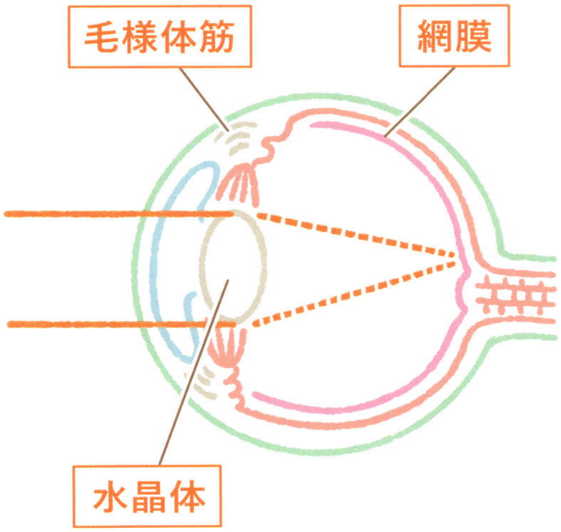

目はカメラに似た構造をしています。レンズに相当するのが「水晶体《すいしょうたい》」で、これを厚くしたり薄くしたりしてピント調節をするのが「毛様体筋」です。毛様体筋が衰えると、目のピントが合いにくくなってしまいます。毛様体筋は遠くと近くを交互に見ることで鍛えられます。

トレーニングのやり方

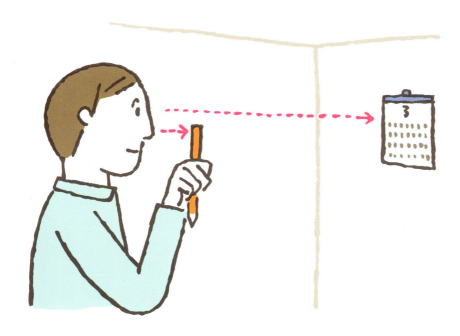

目の前にペンや指などを立てます。目の前の目標（鉛筆など）と、離れた場所にある目標（カレンダーなど）を交互に素早く見ます。まずは、10秒続けてみましょう。慣れてきたら徐々に見る時間を延ばします。ちょっとしたときに、近くの目標・遠くの目標を見つけ、交互に見るクセをつけると、毛様体筋を日常の中で鍛えることもできます。

『1日1回！ 大人と子どもの目がよくなるすごいクイズ』目次

Part 1

目がよくなる すごいクイズ

クイズを解く準備はできましたか？
夢中になってクイズを解いていくうちに、
みるみる目がよくなるはずです。
全問正解を目指して、クイズを楽しみましょう！

ナンバーパズル 1

制限時間
70秒

50 18 32 48

43 38

26 29 53 35

24

5 4 54

46

27 45 21 57

14 42 30

36

44

51 8

20

60

3 16 28

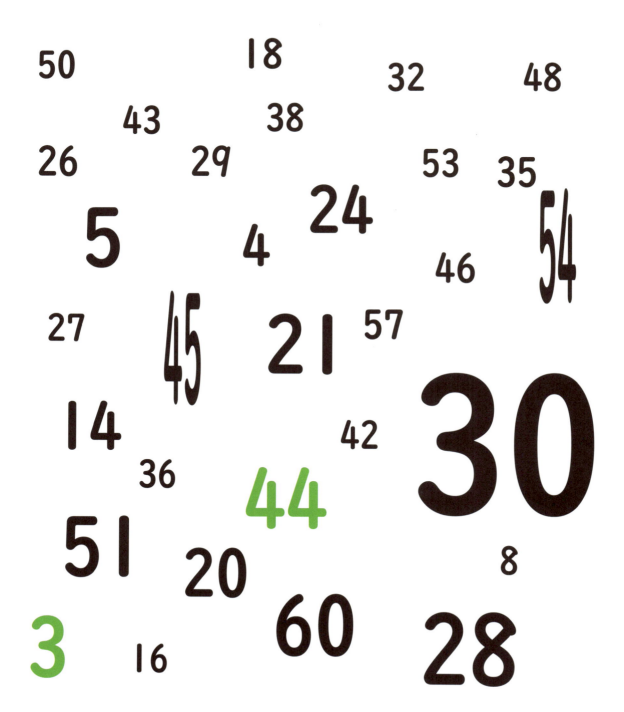

1から60まで、数を順に目だけで追ってください。
1つだけ、ない数があります。
緑色の数をすべて足し、ない数を引くと、いくつになりますか。

23 17 10

12

58 9 1 6 41

22

52

19 37

11 13 34

49

25 15 33 59

55 7

56 39

47 31 2

 答えは、72ページです。

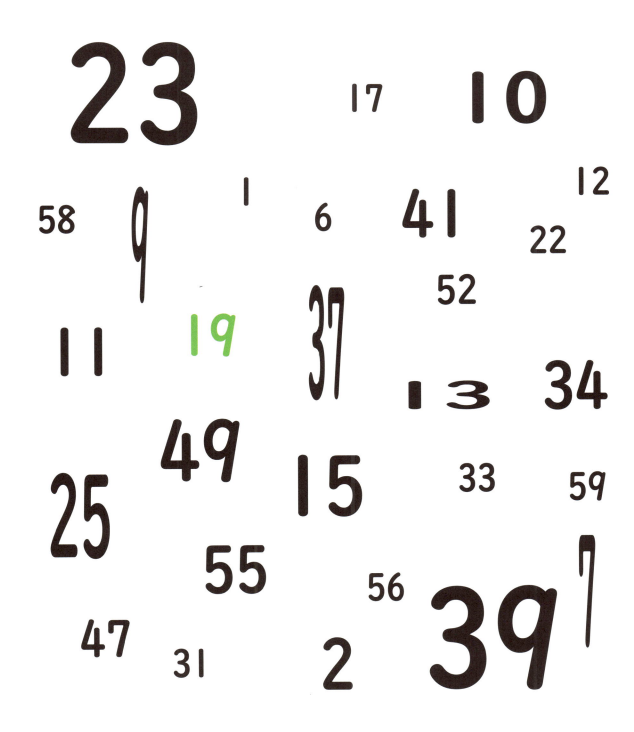

ナンバーパズル 2

制限時間
70秒

51 27 9 30 39 5

47 53 3

31 46 20 36 34

19 48

43 1

23 32 38 15

59 12 58

56 41

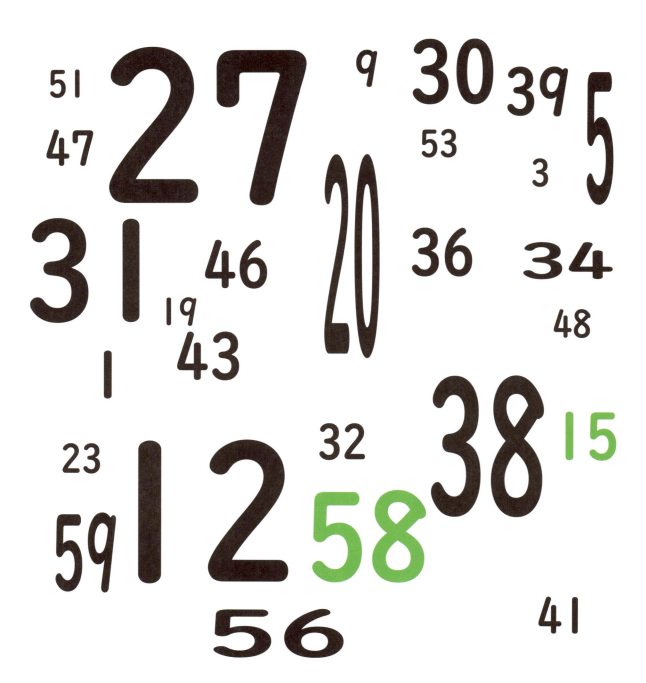

1から60まで、数を順に目だけで追ってください。
1つだけ、ない数があります。
緑色の数をすべて足し、ない数を引くと、いくつになりますか。

29 16
55 2 40
13
6 50
49
60 45
35
26 10 37
22
44 14
33 42
25 8
11 4
52 28
7
17
57 24
54 18

 答えは、72ページです。

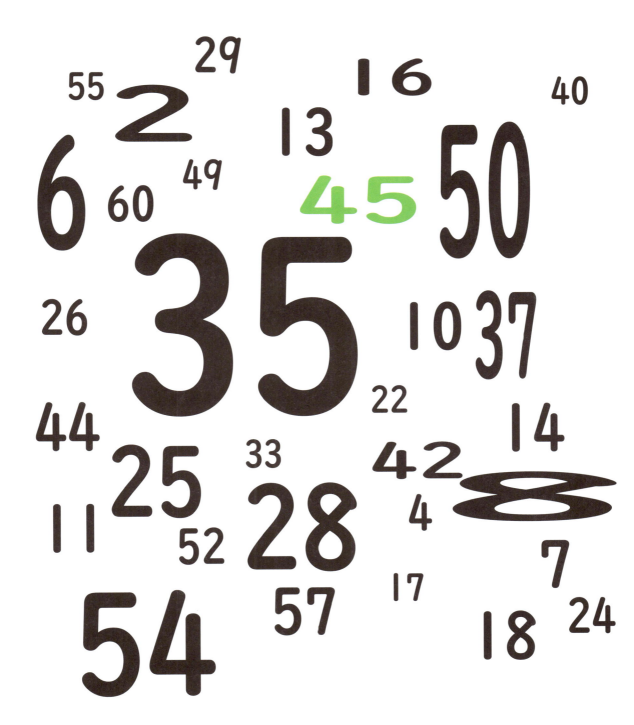

ナンバーパズル 3

制限時間
70秒

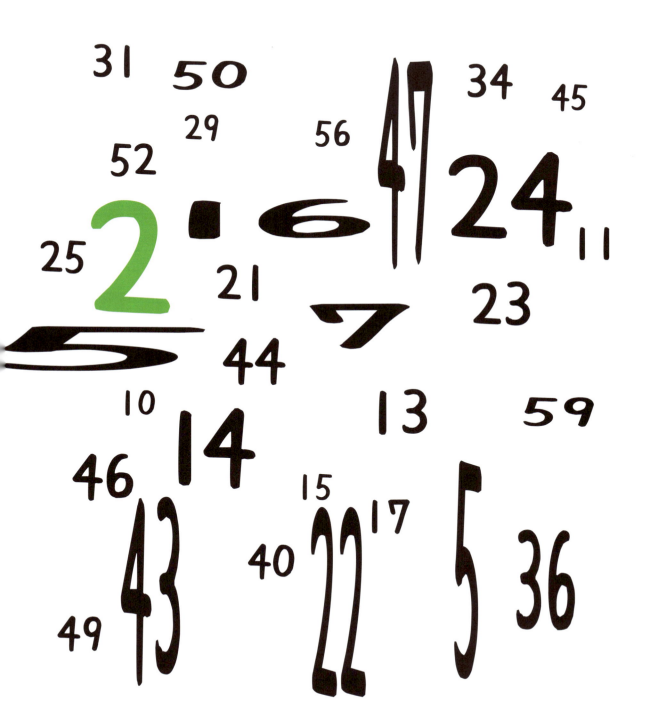

1から60まで、数を順に目だけで追ってください。
1つだけ、ない数があります。
緑色の数をすべて足し、ない数を引くと、いくつになりますか。

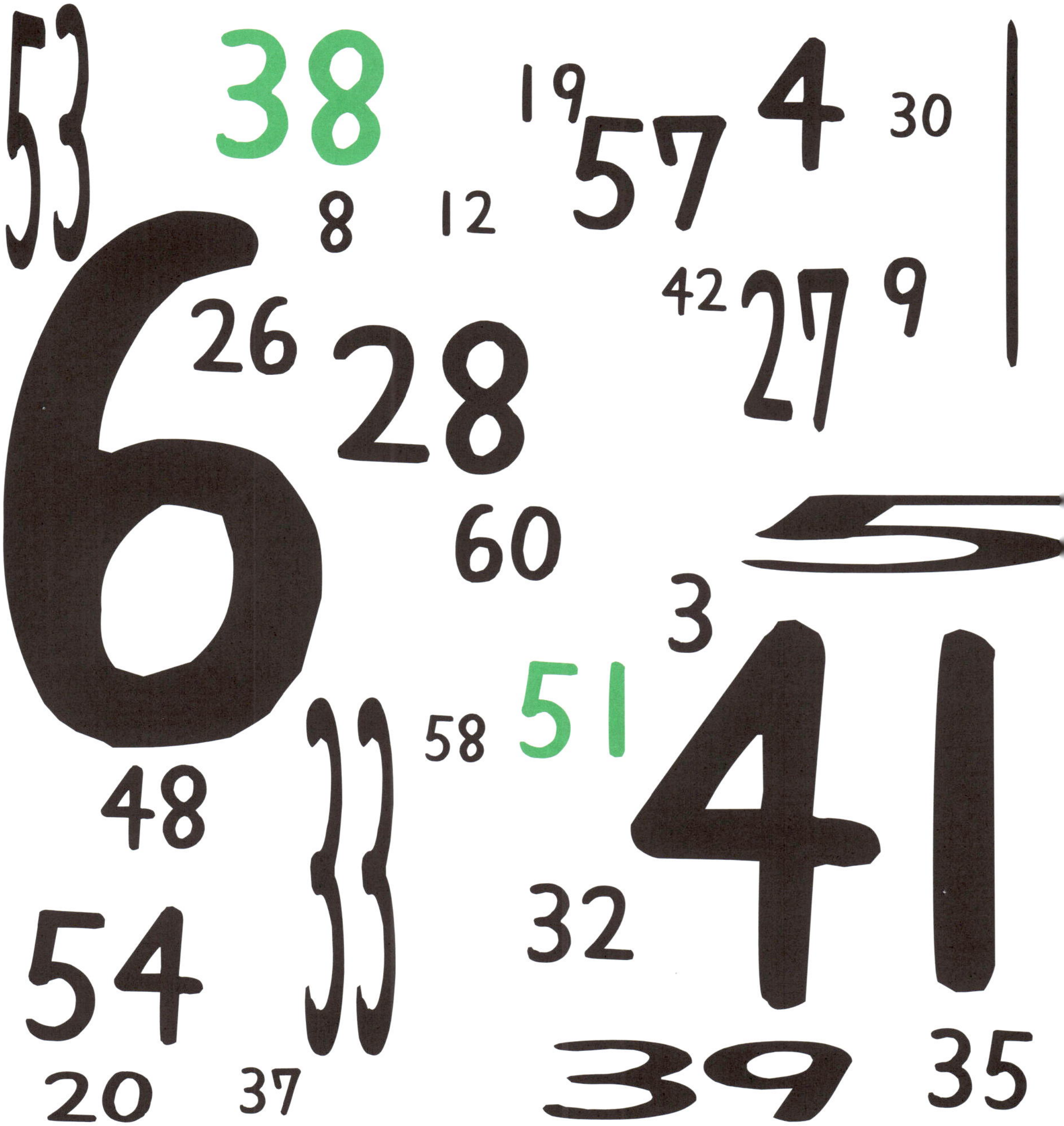

答えは、72ページです。

ナンバーパズル 4

制限時間
70秒

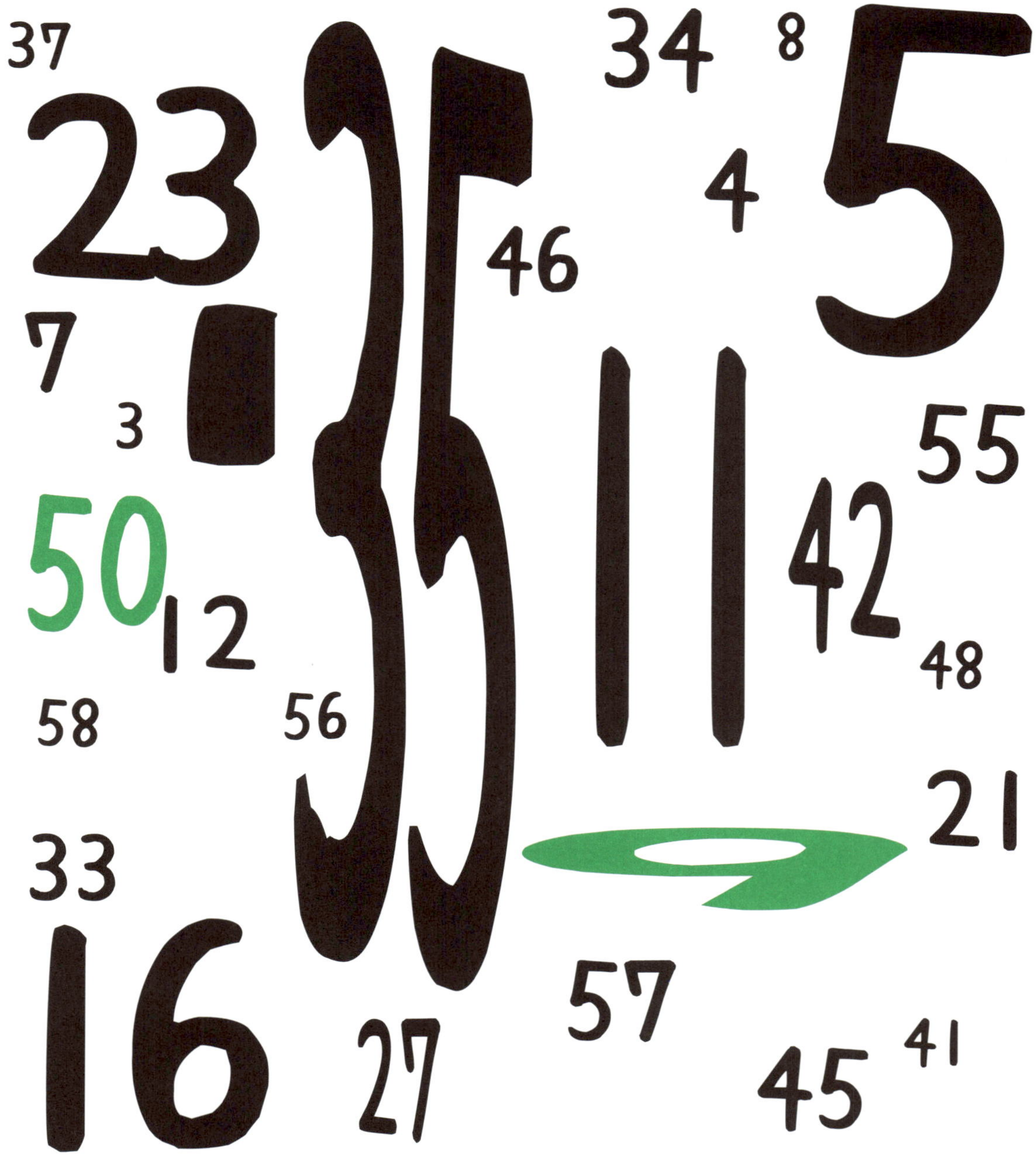

1から60まで、数を順に目だけで追ってください。
1つだけ、ない数があります。
緑色の数をすべて足し、ない数を引くと、いくつになりますか。

53 40 22 25
39 26
30 17 2
18 13
43 20 54
14 (緑)
24 47 10 49
32
6 28
52 36
31
60 19 38 44
15 (緑)
29 59

答えは、72ページです。

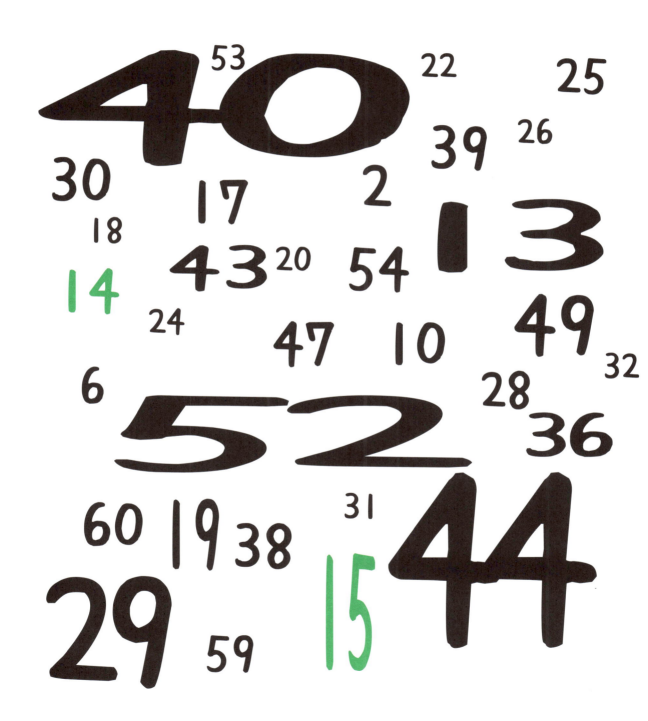

隠れた文字を探せ! 1

制限時間
90秒

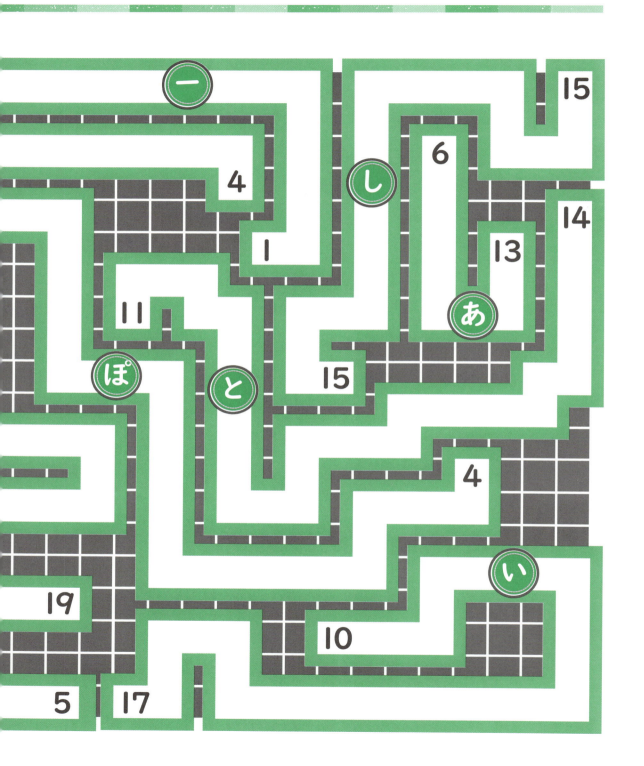

道の両端にある数が同じときだけ、途中にあるひらがなを拾ってください。
すべての拾ったひらがなを並べ替えるとできる言葉は何ですか。
道を辿るときは指など使わず、視線だけで辿りましょう。

ヒント
国名、6文字

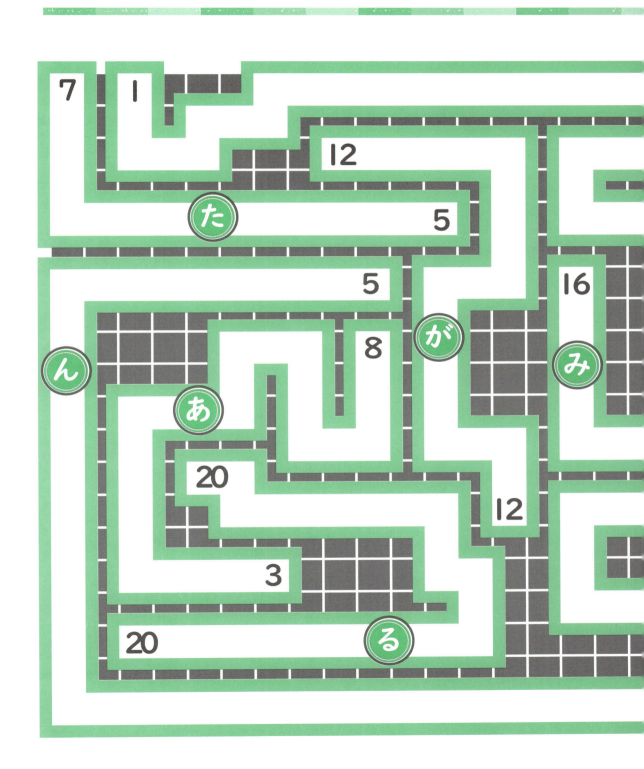

 答えは、72ページです。

隠れた文字を探せ！ 2

制限時間
90秒

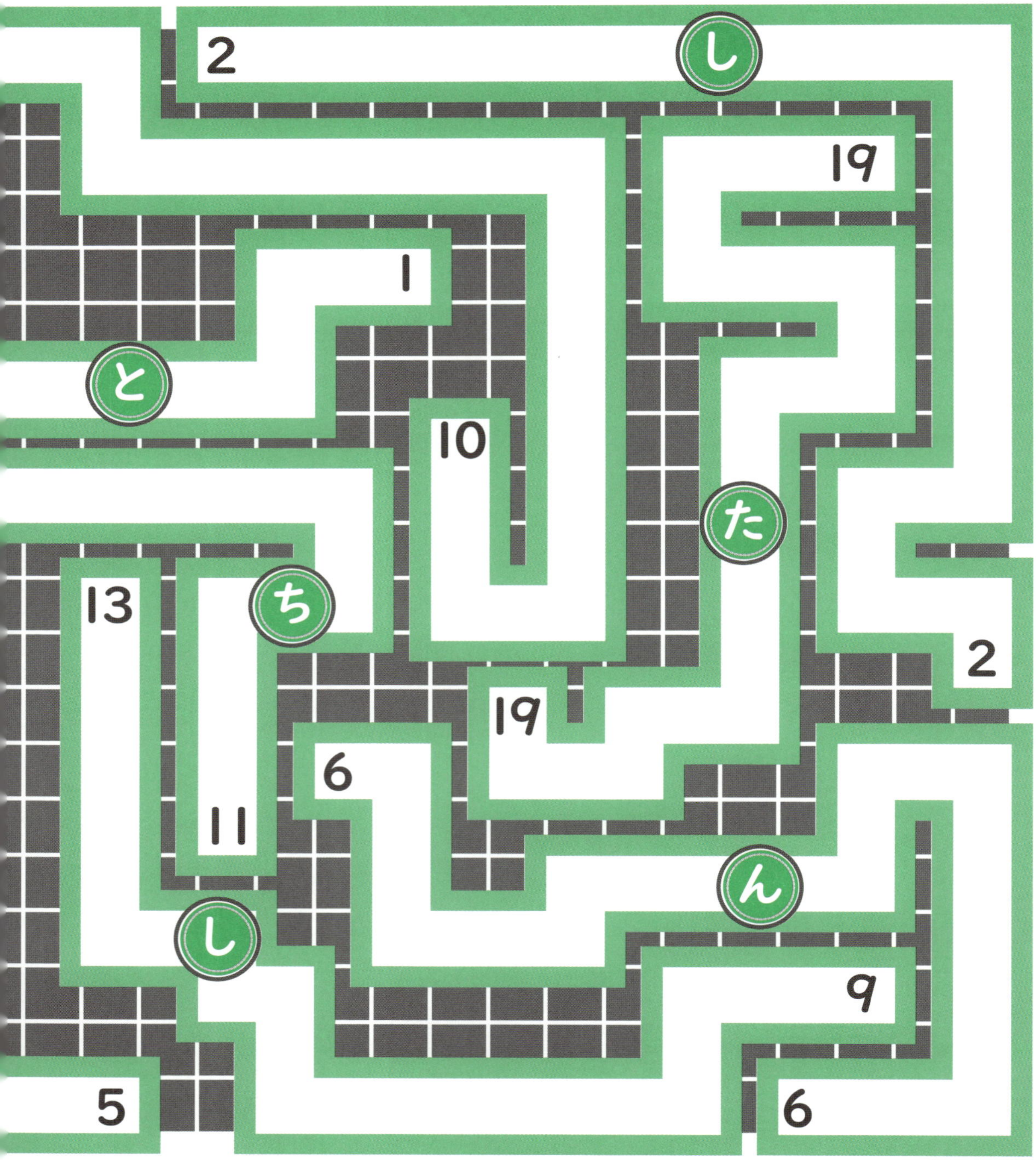

道の両端にある数が同じときだけ、途中にあるひらがなを拾ってください。
すべての拾ったひらがなを並べ替えるとできる言葉は何ですか。
道を辿るときは指など使わず、視線だけで辿りましょう。

ヒント
スイーツ、7文字

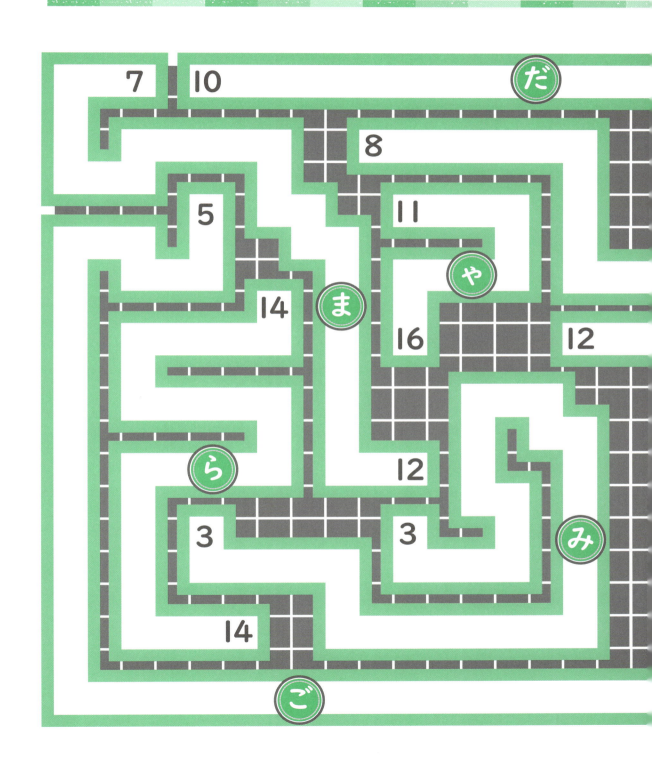

答えは、72ページです。

隠れた文字を探せ! 3

制限時間
90秒

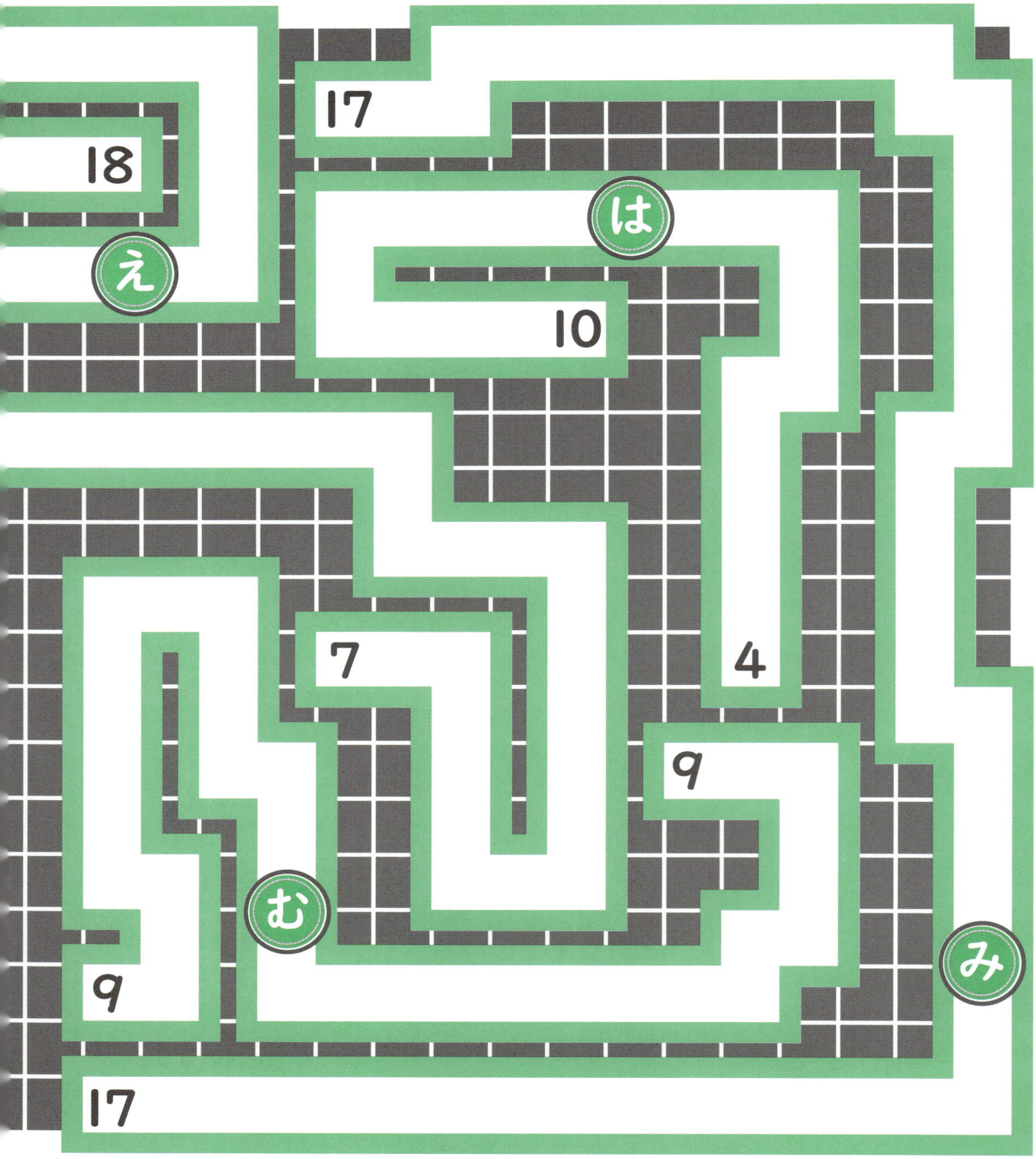

道の両端にある数が同じときだけ、途中にあるひらがなを拾ってください。
すべての拾ったひらがなを並べ替えるとできる言葉は何ですか。
道を辿るときは指など使わず、視線だけで辿りましょう。

ヒント
素材、6文字

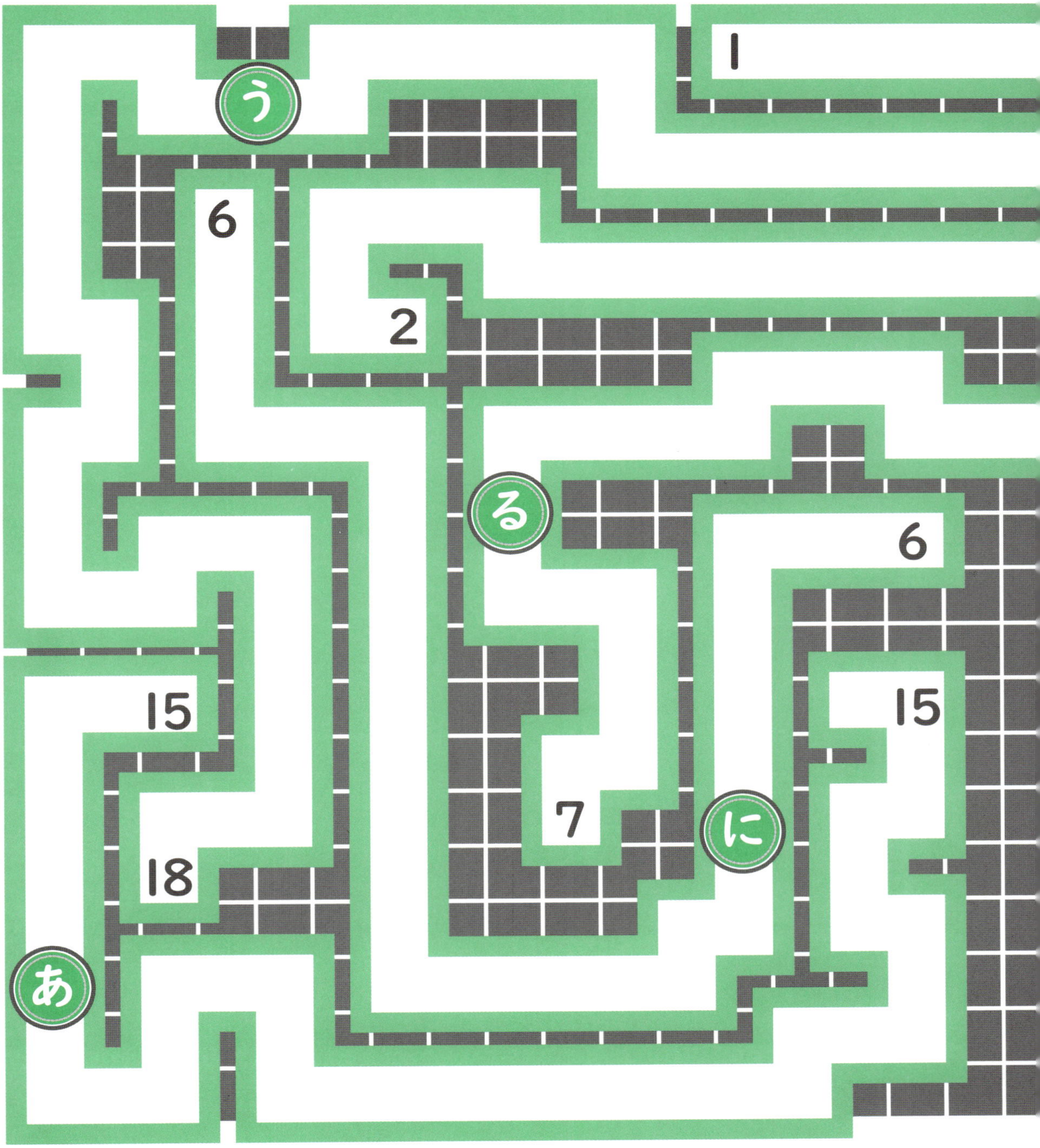

答えは、72ページです。

隠れた文字を探せ! 4

制限時間
90秒

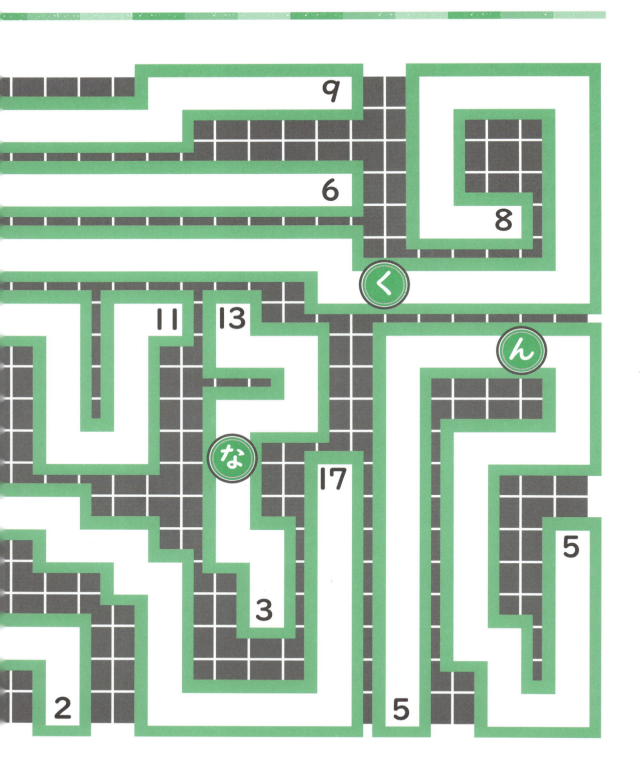

道の両端にある数が同じときだけ、途中にあるひらがなを拾ってください。
すべての拾ったひらがなを並べ替えるとできる言葉は何ですか。
道を辿るときは指など使わず、視線だけで辿りましょう。

ヒント
あそび、5文字

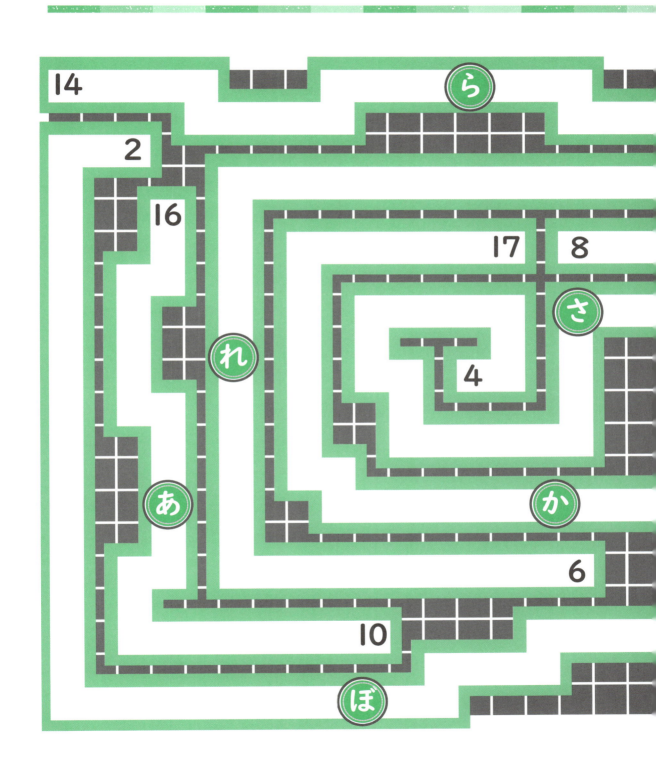

答えは、72ページです。

紐解きクイズ 1

制限時間
50秒

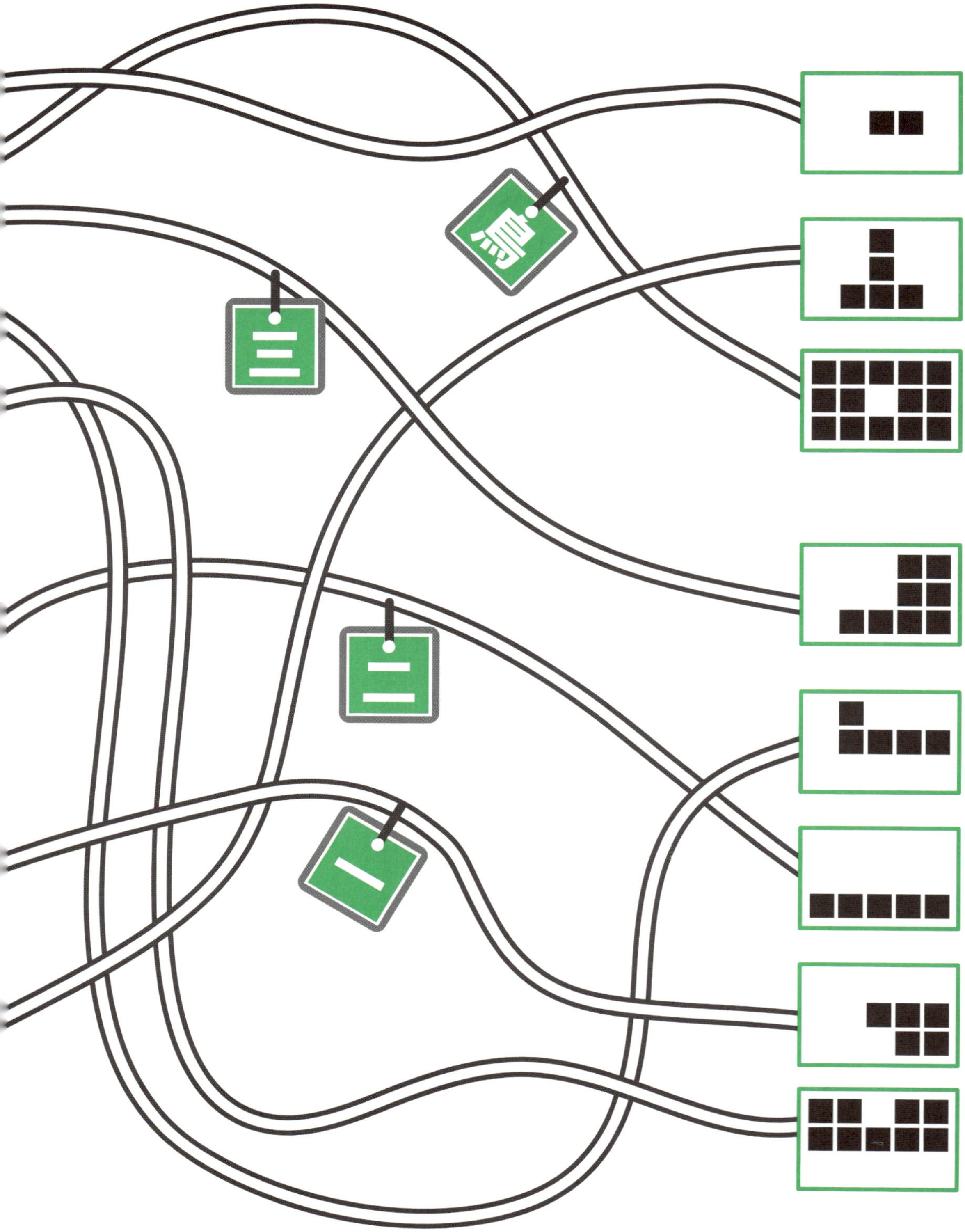

紐の両端にあるブロックを重ねるとちょうど3×5の長方形になる場合のみ、途中にある漢字を拾ってください。拾った漢字を組み合わせてできる四字熟語は何ですか。紐を辿るときは指など使わず、視線だけで辿りましょう。

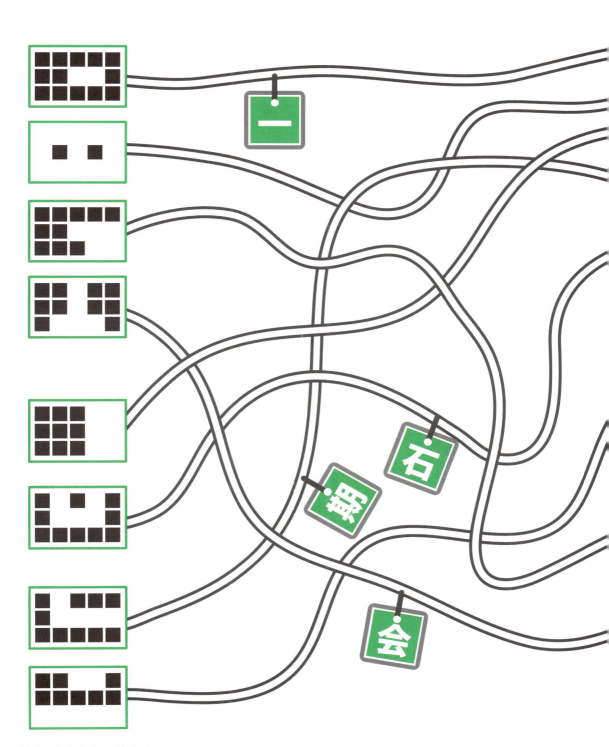

答えは、73ページです。

紐解きクイズ 2

制限時間
50秒

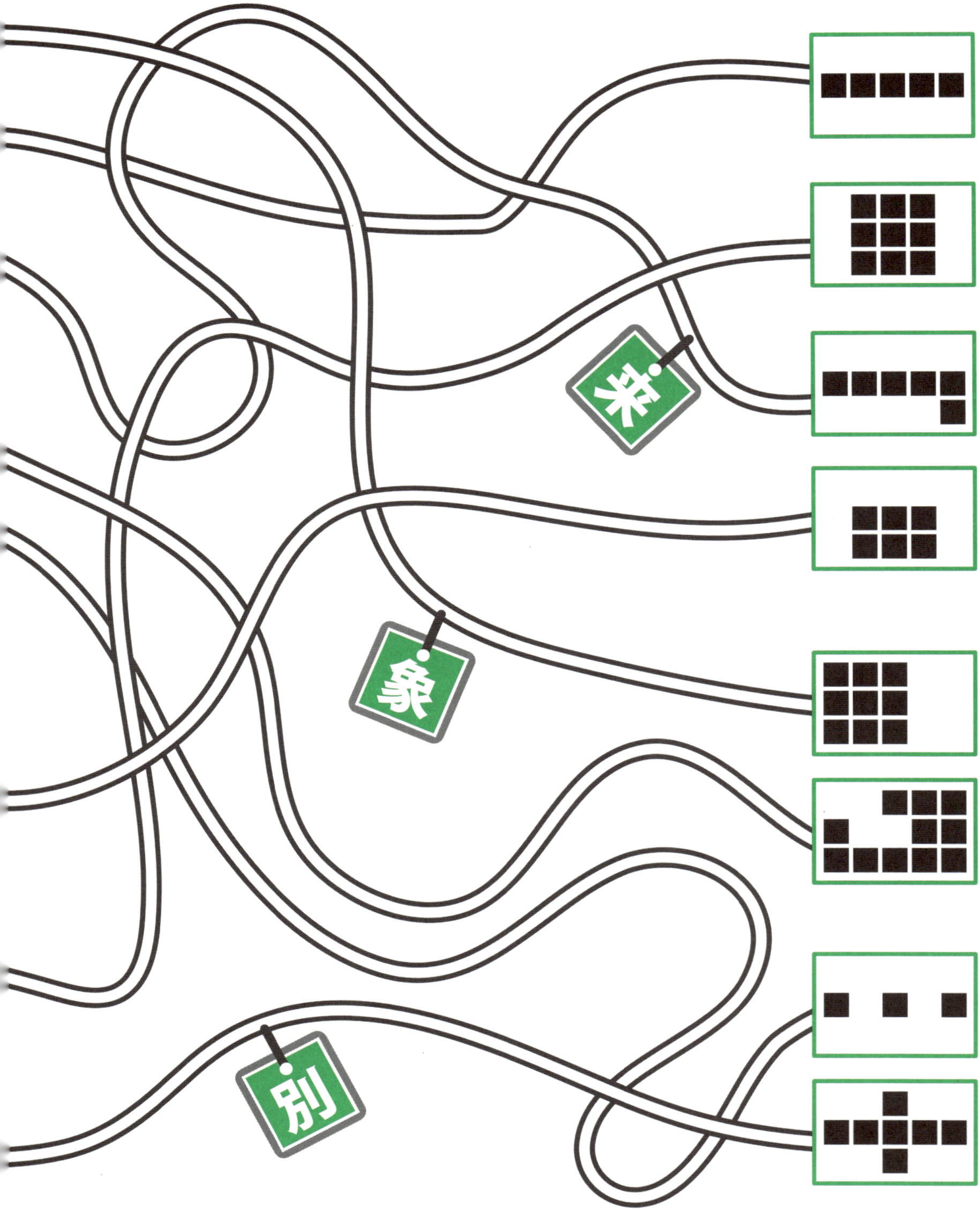

紐の両端にあるブロックを重ねるとちょうど3×5の長方形になる場合のみ、途中にある漢字を拾ってください。拾った漢字を組み合わせてできる四字熟語は何ですか。紐を辿るときは指など使わず、視線だけで辿りましょう。

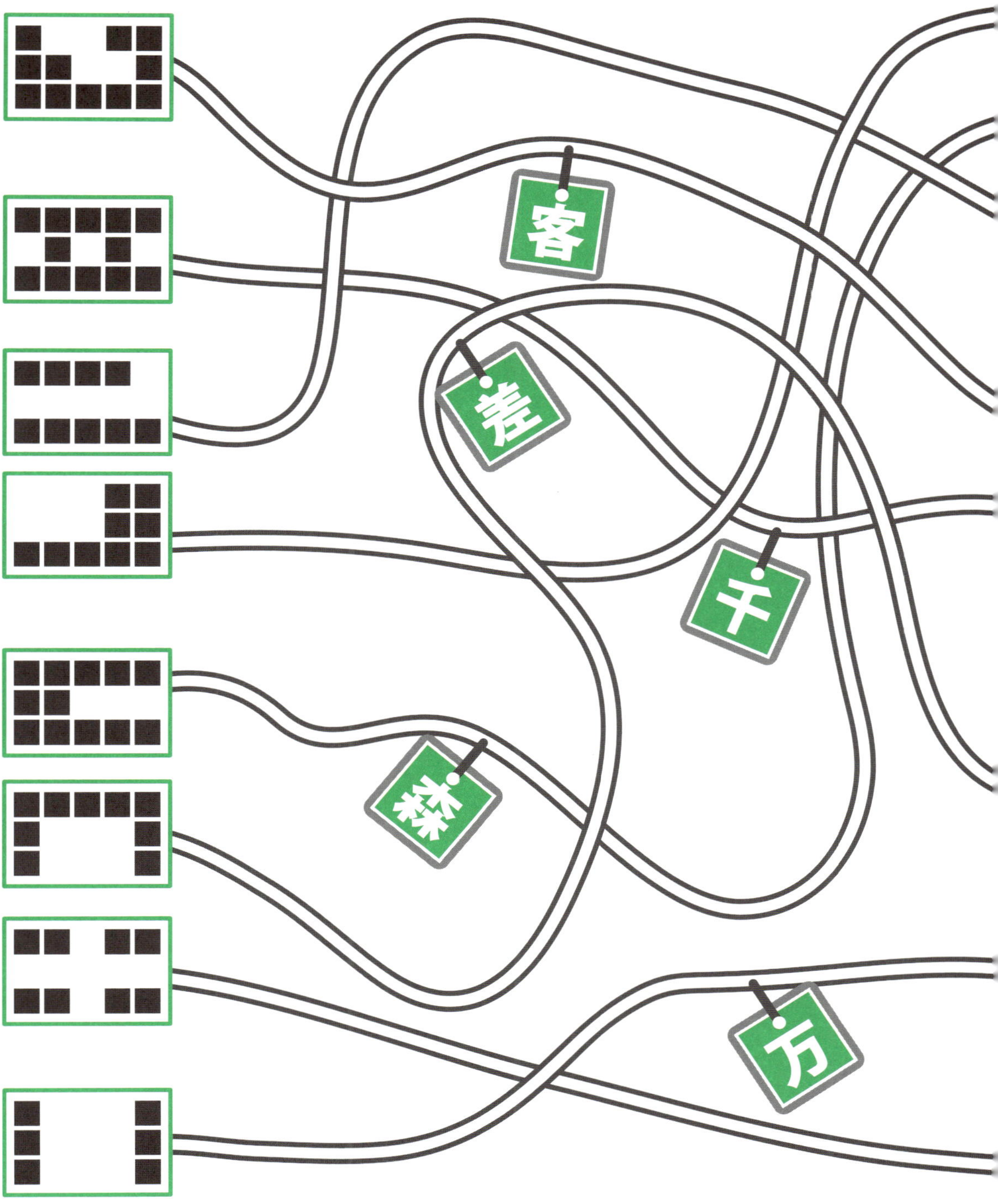

答えは、73ページです。

紐解きクイズ 3

制限時間
50秒

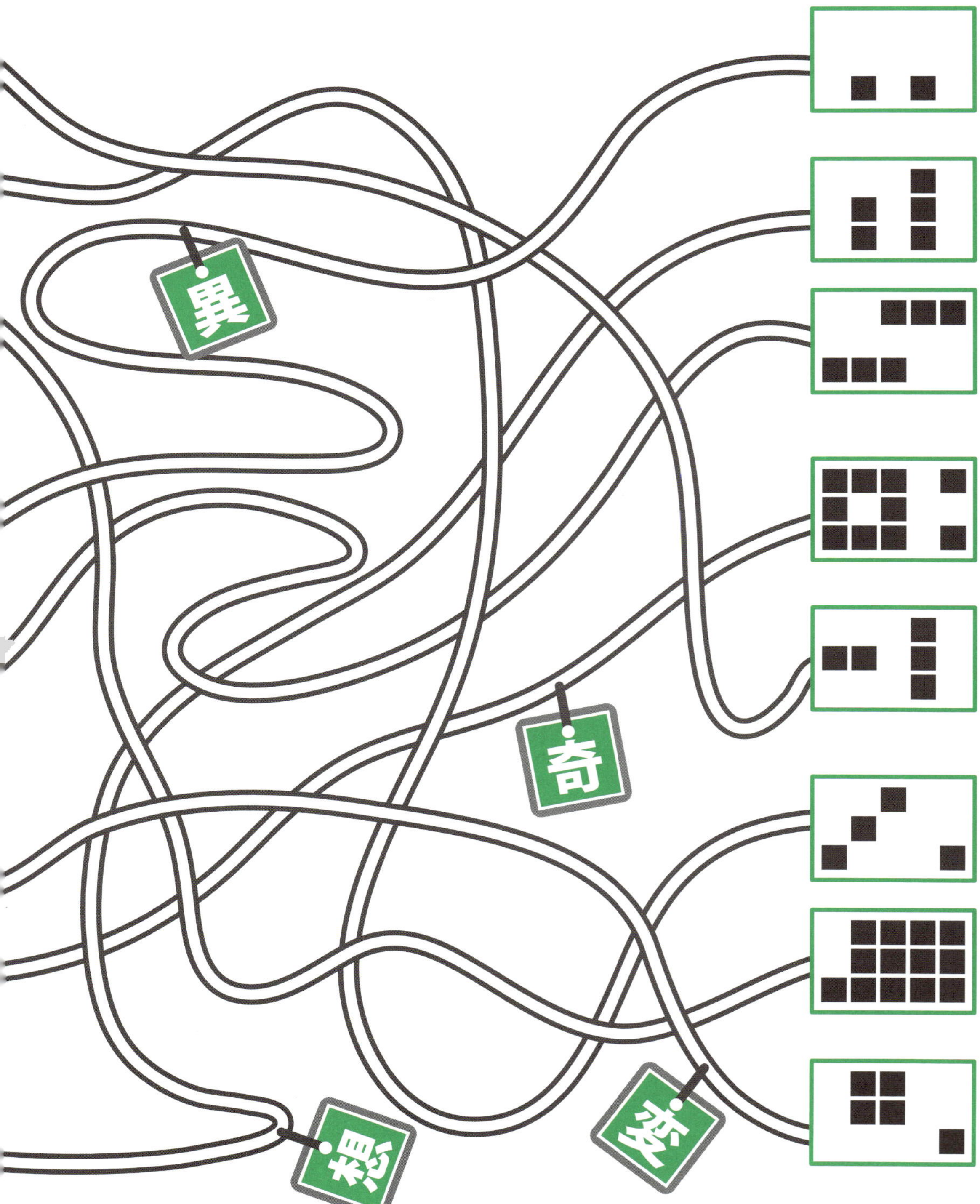

紐の両端にあるブロックを重ねるとちょうど3×5の長方形になる場合のみ、途中にある漢字を拾ってください。拾った漢字を組み合わせてできる四字熟語は何ですか。紐を辿るときは指など使わず、視線だけで辿りましょう。

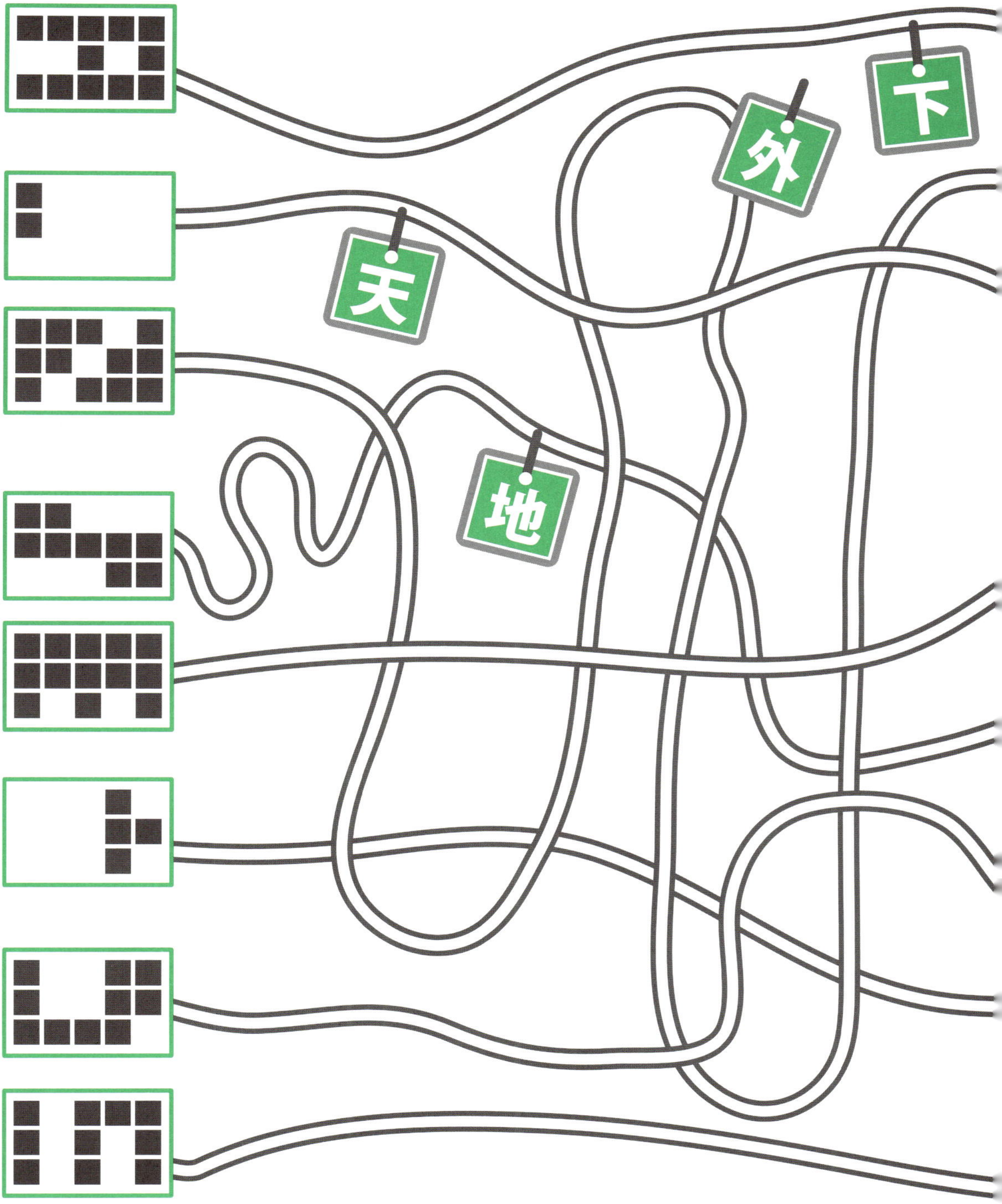

 答えは、73ページです。

紐解きクイズ 4

制限時間 50秒

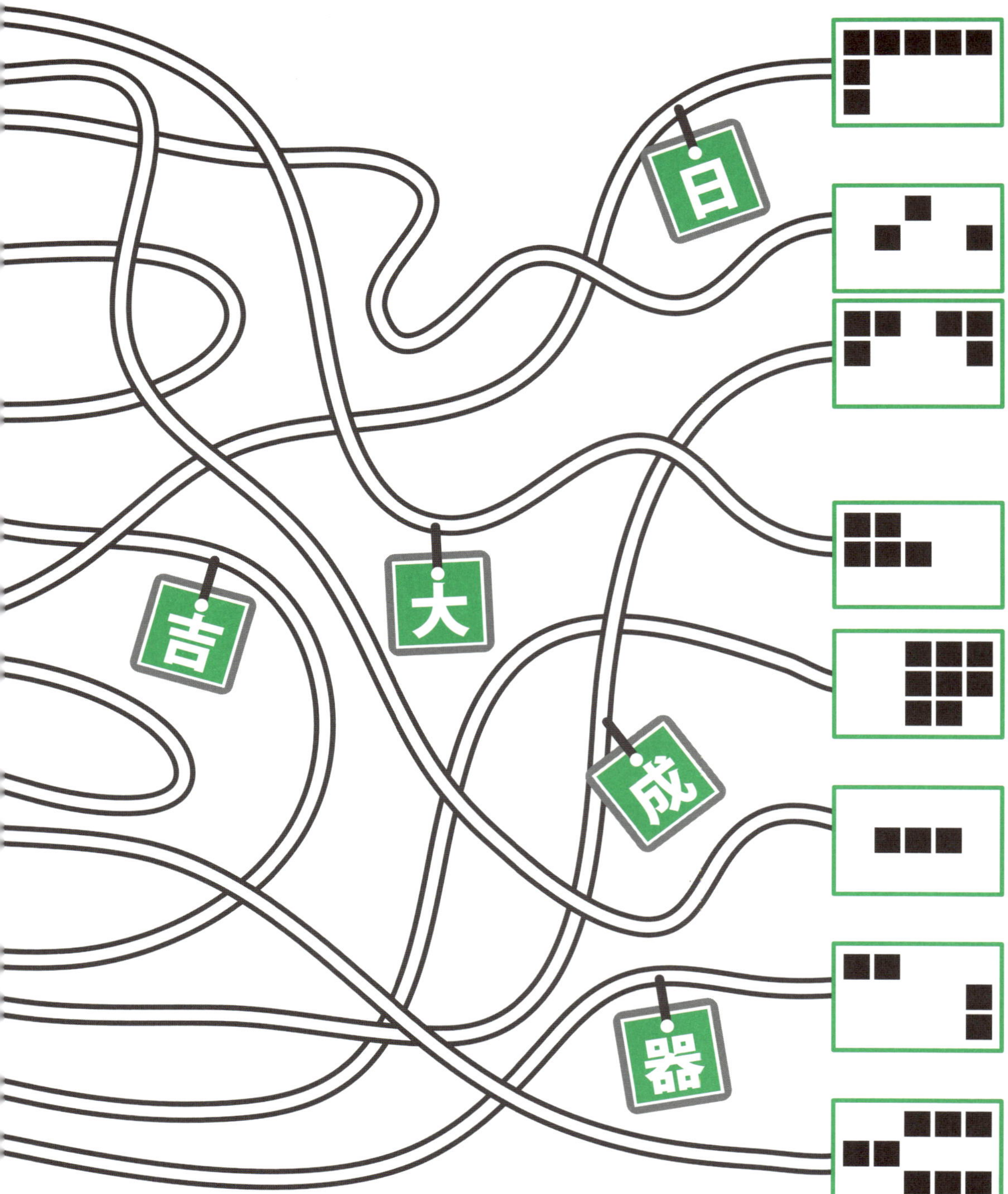

紐の両端にあるブロックを重ねるとちょうど3×5の長方形になる場合のみ、途中にある漢字を拾ってください。拾った漢字を組み合わせてできる四字熟語は何ですか。紐を辿るときは指など使わず、視線だけで辿りましょう。

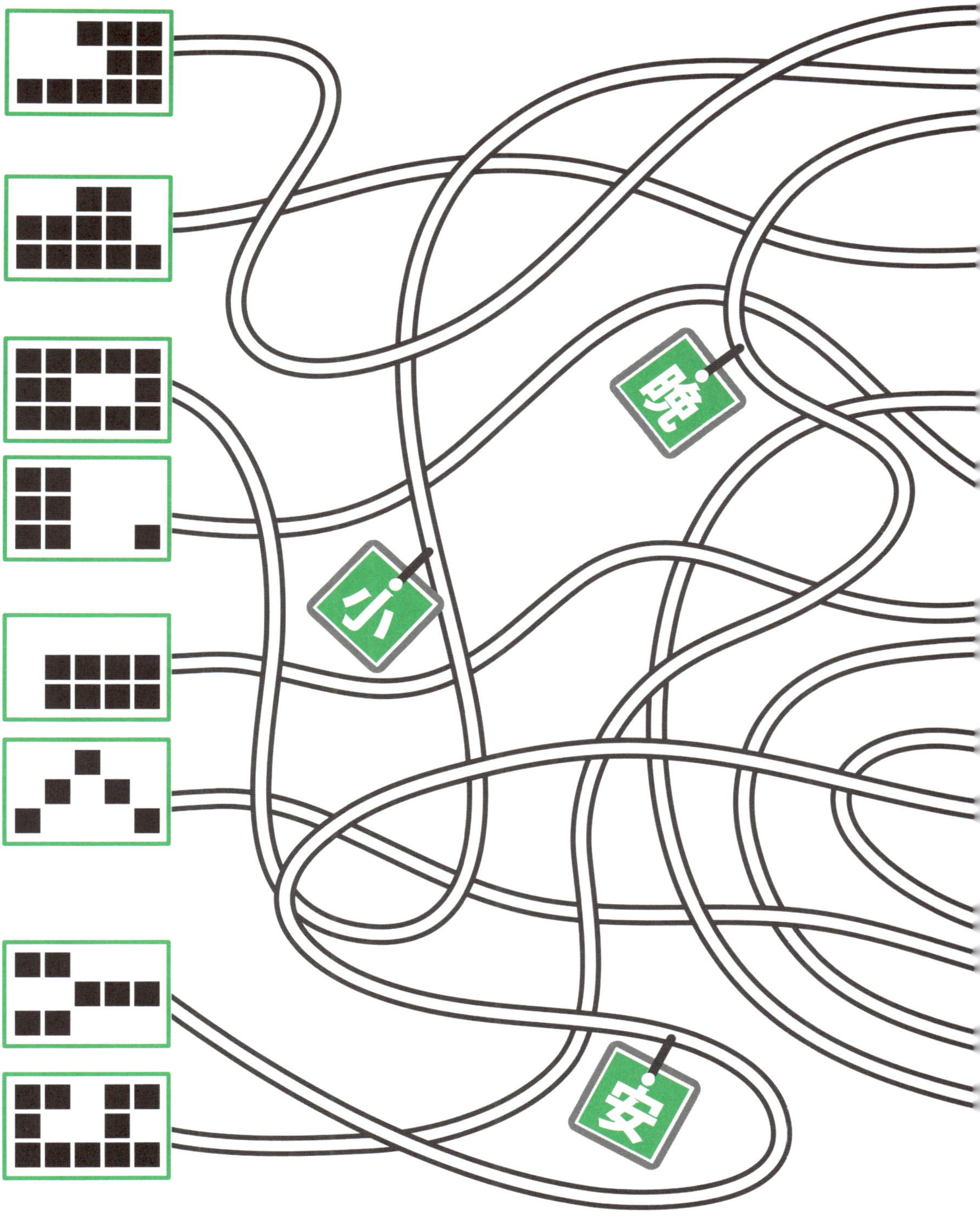

答えは、73ページです。

漢字パズル 1

制限時間 90秒

桜	桜	桜	桜	桜	桜	桜	桜	桜	桜	桜	桜
杉	桜	桜	桜	桜	桜	桜	桜	桜	桜	桜	桜
桜	桜	桜	桜	桜	桜	楓	桜	桜	桜	桜	桜
桜	桜	桜	桜	桜	桜	桜	桜	桜	桜	桜	桜
桜	桜	桜	桜	桜	桜	桜	桜	桜	桜	桜	桜
桜	桜	桜	桜	桜	桜	桜	桜	桜	桜	桜	桜
桜	桜	桜	桜	桜	桜	桜	桜	桜	桜	桜	梅
桜	桜	桜	桜	桜	桜	桜	桜	桜	桜	桜	桜
桜	桜	桜	柳	桜	桜	桜	桜	桜	桜	桜	桜
桜	桜	桜	桜	桜	桜	桜	桜	桜	桜	桜	桜
桜	桜	桜	桜	桜	桜	桜	桜	桜	桜	桜	桜
桜	桜	桜	桜	桜	桜	桜	桜	桜	桜	桜	桜
桜	桜	桜	桜	桜	桜	桜	桜	桜	桜	桜	桜
桜	桜	桜	桜	桜	桜	桜	桜	桜	桜	桜	桜

桜の中に隠れた他の木を探してください。
木は全部で10種(松、杉、梅、柿、柳、楓、柊《ひいらぎ》、桃、檜《ひのき》、椿)あります。
漢字を探すときは、指など使わず視線だけで探してください。

桜	桜	桜	桜	柿	桜	桜	桜	桜	桜	桜	桜
桜	桜	桜	桜	桜	桜	桜	桜	桜	桜	桜	桜
桜	桜	桜	桜	桜	桜	桜	桜	桜	桜	桜	桜
桜	桜	桜	桜	桜	桜	桜	桜	桜	桜	檜	桜
桜	桜	桜	桜	桜	桜	桜	桜	桜	桜	桜	桜
桜	桜	桜	桜	桜	桜	桜	桜	桜	桜	桜	桜
桜	桜	桜	桜	桜	桜	椿	桜	桜	桜	桜	桜
桜	桜	桜	松	桜	桜	桜	桜	桜	桜	桜	桜
桜	桜	桜	桜	桜	桜	桜	桜	桜	桜	桜	桜
桜	桜	桜	桜	桜	桜	桜	桜	桜	桜	桜	柊
桜	桜	桜	桜	桜	桜	桜	桜	桜	桜	桜	桜
桜	桜	桜	桜	桜	桜	桜	桜	桜	桜	桜	桜
桜	桜	桜	桜	桜	桜	桜	桃	桜	桜	桜	桜
桜	桜	桜	桜	桜	桜	桜	桜	桜	桜	桜	桜

答えは、73ページです。

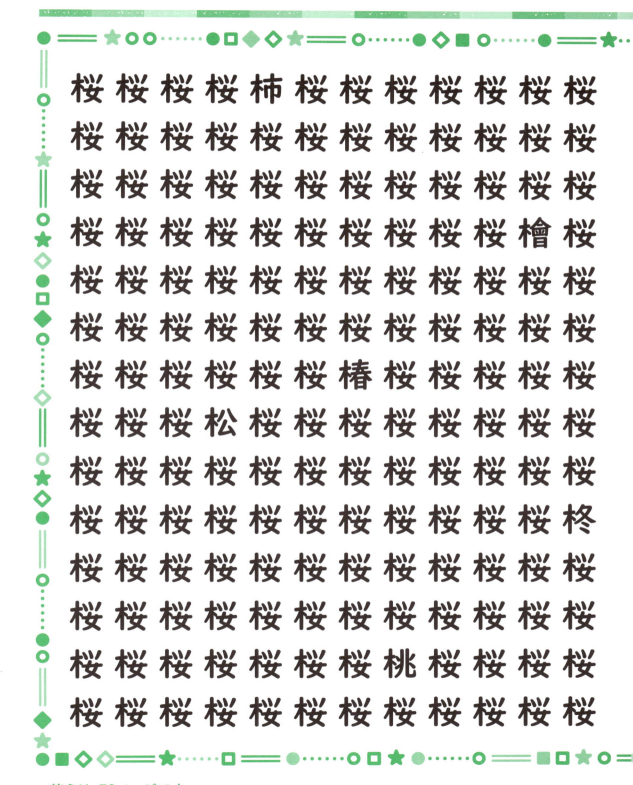

漢字パズル 2

制限時間
90秒

鮨 鮨 鮨 鮨 鮨 鮨 鮨 鮨 鰤 鮨 鮨 鮨
鮨 鮨 鮨 鮨 鮨 鮨 鮨 鮨 鮨 鮨 鮨 鮨
鮨 鮨 鮨 鮨 鮨 鮨 鮨 鮨 鮨 鮨 鮨 鮨
鮨 鯛 鮨 鮨 鮨 鮨 鮨 鮨 鮨 鮨 鮨 鮨
鮨 鮨 鮨 鮨 鮨 鮨 鮨 鮨 鮨 鮨 鮨 鮨
鮨 鮨 鮨 鮨 鮨 鮨 鮨 鮨 鮨 鮨 鮨 鮨
鮨 鮨 鮨 鮨 鮨 鮨 鯖 鮨 鮨 鮨 鮨 鮨
鮨 鮨 鮨 鮨 鮨 鮨 鮨 鮨 鮨 鮨 鮨 鮨
鮨 鮨 鮨 鮨 鮨 鮨 鮨 鮨 鮨 鮨 鮨 鮨
鰯 鮨 鮨 鮨 鮨 鮨 鮨 鮨 鮨 鰹 鮨 鮨
鮨 鮨 鮨 鮨 鮨 鮨 鮨 鮨 鮨 鮨 鮨 鮨
鮨 鮨 鮨 鮨 鯵 鮨 鮨 鮨 鮨 鮨 鮨 鮨
鮨 鮨 鮨 鮨 鮨 鮨 鮨 鮨 鮨 鮨 鮨 鮨
鮨 鮨 鮨 鮨 鮨 鮨 鮨 鮨 鮨 鮨 鮨 鮨

鮨《すし》の中に隠れた寿司ネタを探してください。
寿司ネタは全部で10種（鰹《かつお》、鰤《ぶり》、鯖《さば》、鯵《あじ》、鯛《たい》、鰯《いわし》、鮑《あわび》、鮃《ひらめ》、鮭《さけ》、鮪《まぐろ》）あります。
漢字を探すときは、指など使わず視線だけで探してください。

鮨	鮨	鮨	鮨	鮨	鮨	鮨	鮨	鮨	鮨	鮨	鮨
鮨	鮨	鮨	鮨	鮨	鮨	鮨	鮨	鮨	鮨	鮨	鮨
鮨	鮨	鮨	鮨	鮨	鮨	鮨	鮨	鮨	鮨	鮨	鮪
鮨	鮨	鮨	鮨	鮨	鮨	鮨	鮨	鮨	鮨	鮨	鮨
鮨	鮨	鮨	鮨	鮨	鮨	鮨	鮨	鮨	鮨	鮨	鮨
鮨	鮨	鮨	鮨	鮨	鮨	鮨	鮨	鮨	鮨	鮨	鮨
鮨	鮨	鮨	鮨	鮃	鮨	鮨	鮨	鮨	鮨	鮨	鮨
鮨	鮨	鮨	鮨	鮨	鮨	鮨	鮨	鮨	鮨	鮨	鮨
鮨	鮨	鮨	鮨	鮨	鮨	鮨	鮨	鮨	鮨	鮨	鮨
鮨	鮨	鮨	鮨	鮨	鮨	鮑	鮨	鮨	鮨	鮨	鮨
鮨	鮨	鮨	鮨	鮨	鮨	鮨	鮨	鮨	鮨	鮨	鮨
鮨	鮨	鮨	鮨	鮨	鮨	鮨	鮨	鮨	鮨	鮨	鮨
鮨	鮭	鮨	鮨	鮨	鮨	鮨	鮨	鮨	鮨	鮨	鮨
鮨	鮨	鮨	鮨	鮨	鮨	鮨	鮨	鮨	鮨	鮨	鮨

答えは、74ページです。

漢字パズル 3

制限時間 90秒

雲	霞	雲	雲	雲	雲	雲	雲	雲	雲	雲	雲
雲	雲	雲	雲	雲	雲	雲	雲	雲	雲	雲	雲
雲	雲	雲	雲	雲	雲	雲	雲	雲	雲	雲	雲
雲	雲	雲	雲	雲	雲	雲	雲	雲	雲	雲	雲
雲	雲	雲	雲	雲	雲	雲	雲	雲	雲	雲	雲
雲	雲	雲	雲	雲	露	雲	雲	雲	雲	雲	雲
雲	雲	雲	雲	雲	雲	雲	雲	雲	雲	雲	雲
雲	雲	雲	雲	雲	雲	雲	雲	雲	雲	霙	雲
雲	雲	雲	雲	雲	雲	雲	雲	雲	雲	雲	雲
雲	雲	雲	雲	雲	雲	雲	雲	雲	雲	雲	雲
雲	雲	雲	霜	雲	雲	雲	雲	雲	雲	雲	雲
雲	雲	雲	雲	雲	雲	雲	雲	雲	雲	雲	雲
雲	雲	雲	雲	雲	雲	雲	雲	雲	雲	雲	雫
雲	雲	雲	雲	雲	雲	雲	雲	雲	雲	雲	雲

雲の中に隠れた天候に関する漢字を探してください。

漢字は全部で10種（雪、霙《みぞれ》、雹《ひょう》、霜《しも》、霞《かすみ》、露《つゆ》、霧《きり》、雫《しずく》、雷、雨）あります。

漢字を探すときは、指など使わず視線だけで探してください。

雲	雲	雲	雲	霧	雲	雲	雲	雲	雲	雲	雲
雲	雲	雲	雲	雲	雲	雲	雲	雲	雲	雲	雲
雹	雲	雲	雲	雲	雲	雲	雲	雲	雲	雲	雲
雲	雲	雲	雲	雲	雲	雲	雨	雲	雲	雲	雲
雲	雲	雲	雲	雲	雲	雲	雲	雲	雲	雲	雲
雲	雲	雲	雲	雲	雲	雲	雲	雲	雲	雲	雲
雲	雲	雲	雲	雲	雲	雲	雲	雲	雲	雲	雲
雲	雲	雲	雲	雲	雲	雲	雲	雪	雲	雲	雲
雲	雲	雲	雲	雲	雲	雲	雲	雲	雲	雲	雲
雲	雲	雲	雲	雲	雲	雲	雲	雲	雲	雲	雲
雲	雲	雲	雲	雲	雲	雲	雲	雲	雲	雲	雲
雲	雲	雲	雲	雲	雷	雲	雲	雲	雲	雲	雲
雲	雲	雲	雲	雲	雲	雲	雲	雲	雲	雲	雲
雲	雲	雲	雲	雲	雲	雲	雲	雲	雲	雲	雲

答えは、74ページです。

漢字パズル 4

制限時間
90秒

鳩	鳩	鳩	鳩	鳩	鳩	鳩	鳩	鳩	鳩	鳩	鳩
鳩	鳩	鳩	鳩	鳩	鳩	鳩	鳩	鳩	鳩	鳩	鳩
鳩	鳩	鴎	鳩	鳩	鳩	鳩	鳩	鳩	鳩	鳩	鳩
鳩	鳩	鳩	鳩	鳩	鳩	鳩	鳩	鳩	鳩	鳩	鳩
鳩	鳩	鳩	鳩	鳩	鳩	鳩	鳩	鳩	鳩	鳩	鳩
鳩	鳩	鳩	鳩	鳩	鳩	鳩	鳩	鳩	鳩	鳩	鳩
鳩	鳩	鳩	鳩	鳩	鳩	鳩	鳩	鳩	鳩	鳩	鳩
鳩	鳩	鳩	鳩	鳩	鳩	鳩	鳩	鳩	鳩	鳩	鳩
鳩	鸛	鳩	鳩	鳩	鳩	鳩	鳩	鳩	鳩	鳩	鳩
鳩	鳩	鳩	鳩	鳩	鳩	鳩	鳩	鳩	鶉	鳩	鳩
鳩	鳩	鳩	鳩	鳩	鳩	鳩	鳩	鳩	鳩	鳩	鳩
鳩	鳩	鳩	鳩	鳩	鳩	鳩	鳩	鳩	鳩	鳩	鳩
鳩	鳩	鳩	鳩	鶴	鳩	鳩	鳩	鳩	鳩	鳩	鳩
鳩	鳩	鳩	鳩	鳩	鳩	鳩	鳩	鳩	鳩	鳩	鳩

鳩の中に隠れた鳥を探してください。
鳥は全部で10羽（鶏《にわとり》、鶉《うずら》、鶴《つる》、鴨《かも》、鴉《からす》、鴎《かもめ》、鴇《とき》、鶫《つぐみ》、鵯《ひよどり》、鸛《こうのとり》）います。
漢字を探すときは、指など使わず視線だけで探してください。

鳩	鳩	鳩	鳩	鳩	鳩	鳩	鳩	鳩	鳩	鳩	鳩
鳩	鴨	鳩	鳩	鳩	鳩	鳩	鳩	鳩	鵯	鳩	鳩
鳩	鳩	鳩	鳩	鳩	鳩	鳩	鳩	鳩	鳩	鳩	鳩
鳩	鳩	鳩	鳩	鳩	鳩	鳩	鳩	鳩	鳩	鳩	鳩
鳩	鳩	鳩	鳩	鳩	鳩	鳩	鳩	鳩	鳩	鳩	鳩
鳩	鳩	鳩	鳩	鳩	鳩	鳩	鳩	鳩	鳩	鴉	鳩
鳩	鳩	鳩	鳩	鳩	鳩	鳩	鳩	鳩	鳩	鳩	鳩
鳩	鳩	鳩	鳩	鳩	鶏	鳩	鳩	鳩	鳩	鳩	鳩
鳩	鳩	鶫	鳩	鳩	鳩	鳩	鳩	鳩	鳩	鳩	鳩
鳩	鳩	鳩	鳩	鳩	鳩	鳩	鳩	鳩	鳩	鳩	鳩
鳩	鳩	鳩	鳩	鳩	鳩	鳩	鳩	鳩	鳩	鳩	鳩
鳩	鳩	鳩	鳩	鳩	鳩	鳩	鳩	鴇	鳩	鳩	鳩
鳩	鳩	鳩	鳩	鳩	鳩	鳩	鳩	鳩	鳩	鳩	鳩
鳩	鳩	鳩	鳩	鳩	鳩	鳩	鳩	鳩	鳩	鳩	鳩

答えは、75ページです。

左右迷路 1

制限時間
60秒

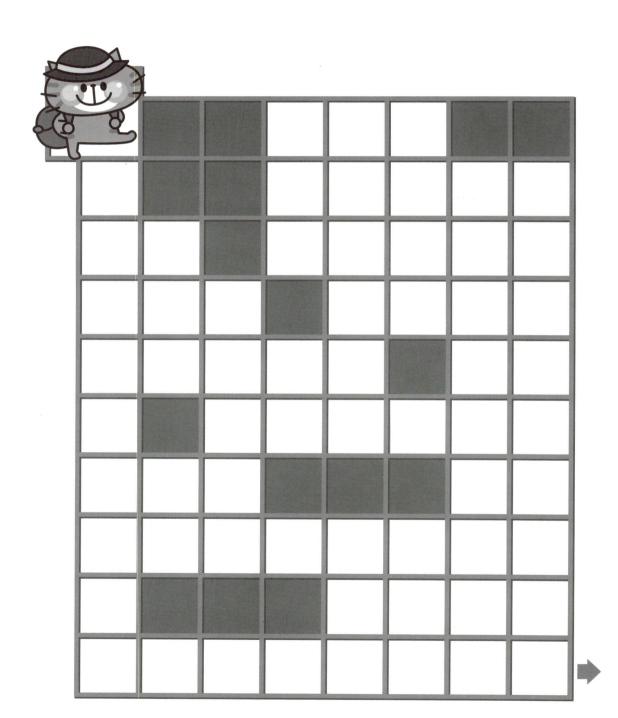

左ページのネコが動けば、右ページのネコも連動して同じように動きます。
頭の中で、左右のページのネコ2匹を同時に、全く同じように動かして
無事に矢印の方向に脱出させてください。灰色のマスは通れません。

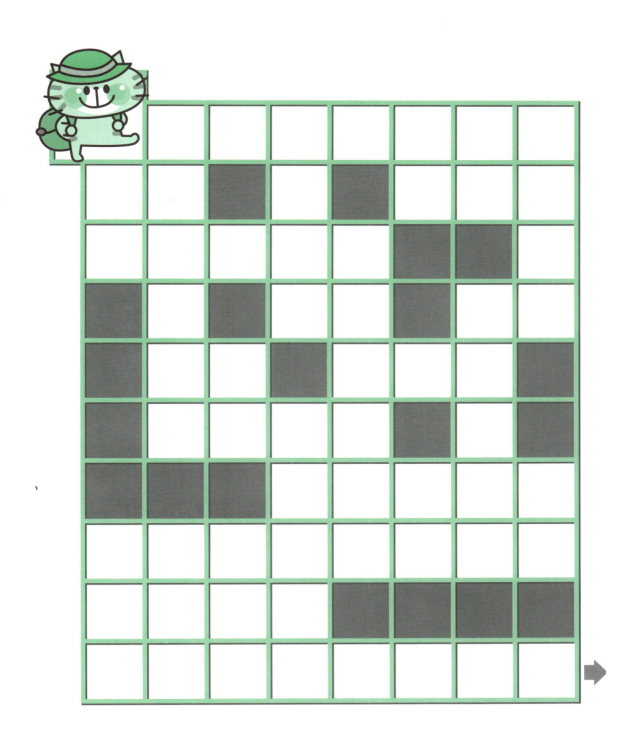

 答えは、75ページです。

左右迷路 2

制限時間
60秒

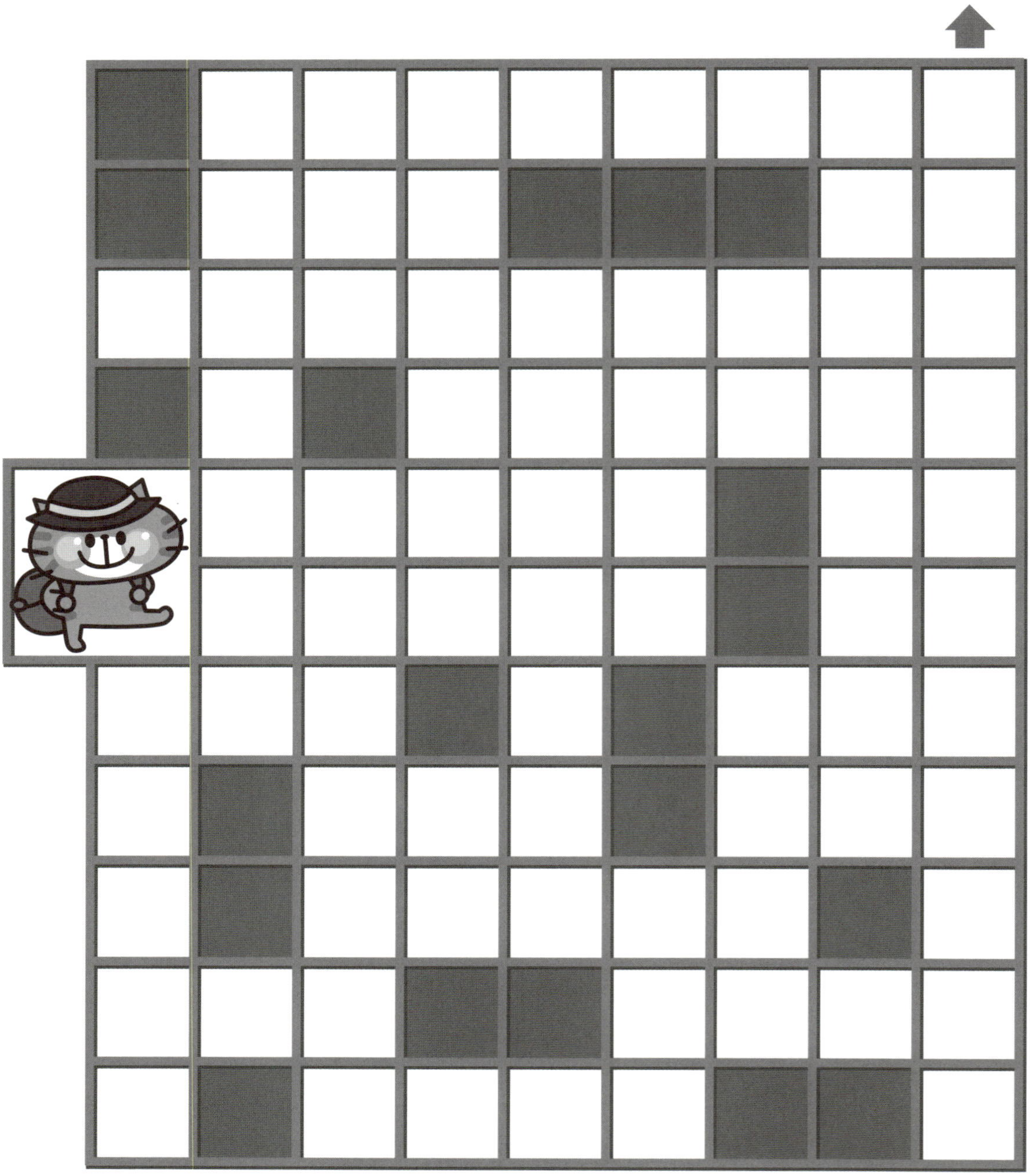

左ページのネコが動けば、右ページのネコも連動して同じように動きます。
頭の中で、左右のページのネコ2匹を同時に、全く同じように動かして
無事に矢印の方向に脱出させてください。灰色のマスは通れません。

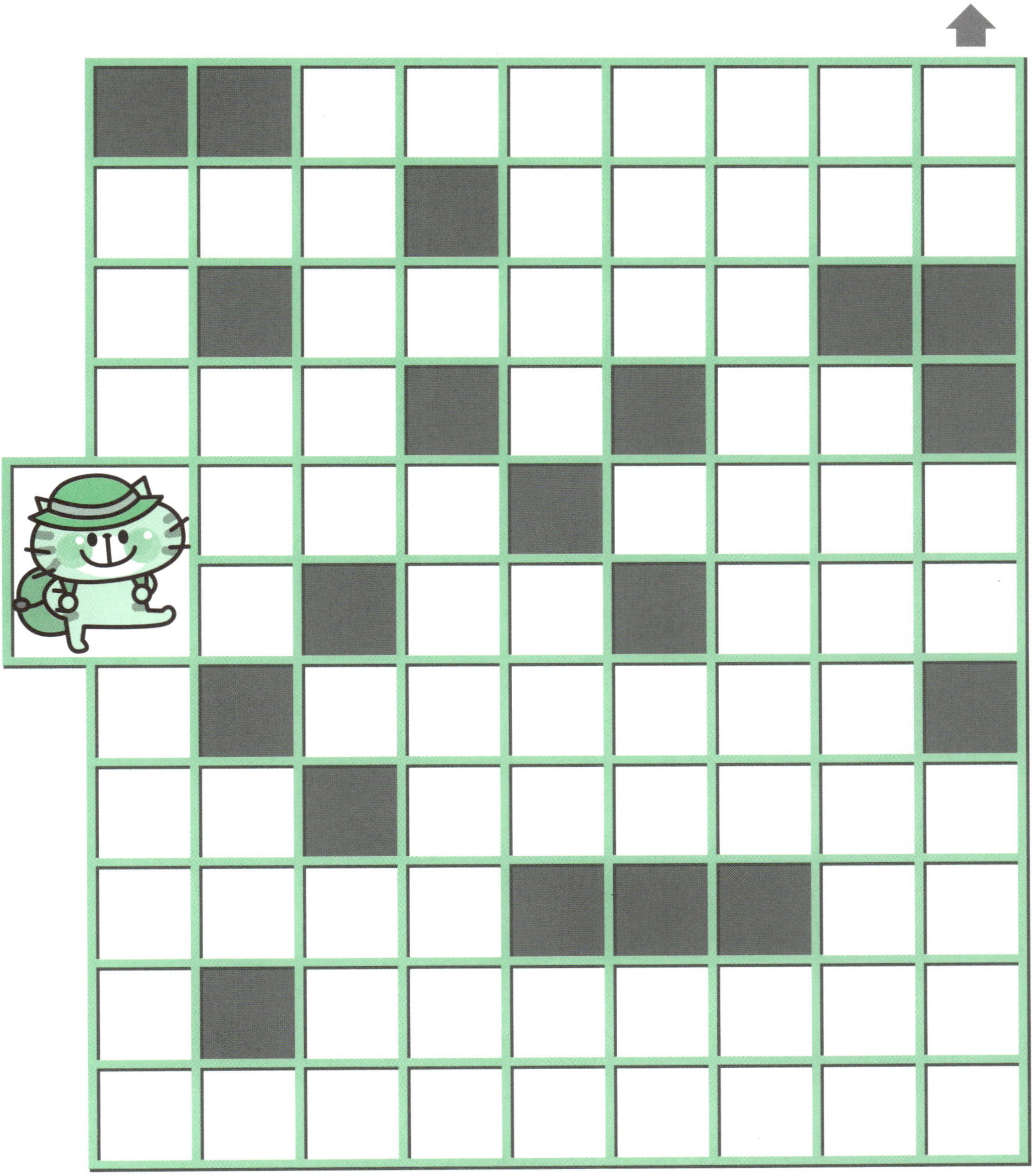

答えは、76ページです。

左右迷路 3

制限時間
60秒

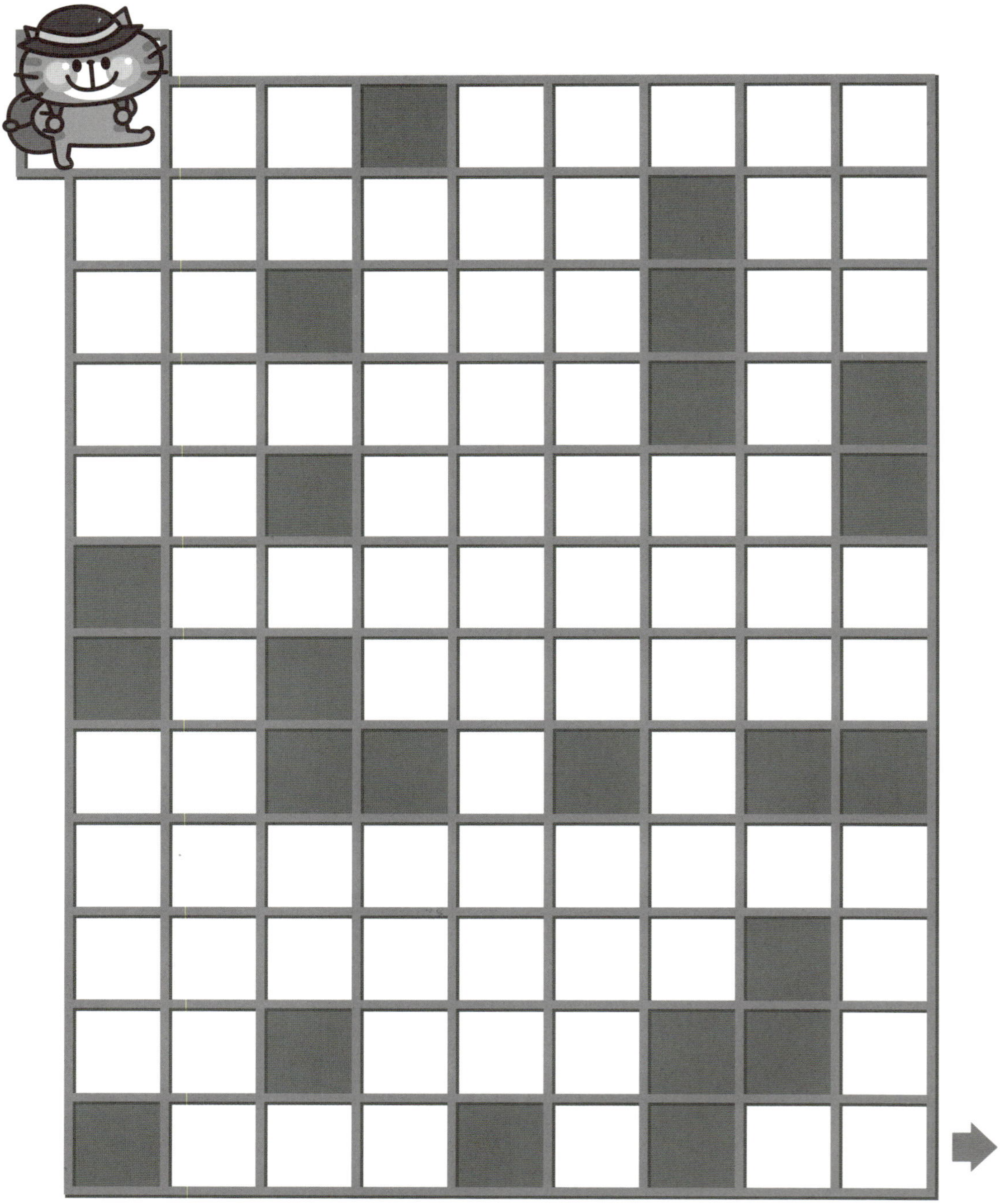

左ページのネコが動けば、右ページのネコも連動して同じように動きます。
頭の中で、左右のページのネコ2匹を同時に、全く同じように動かして
無事に矢印の方向に脱出させてください。灰色のマスは通れません。

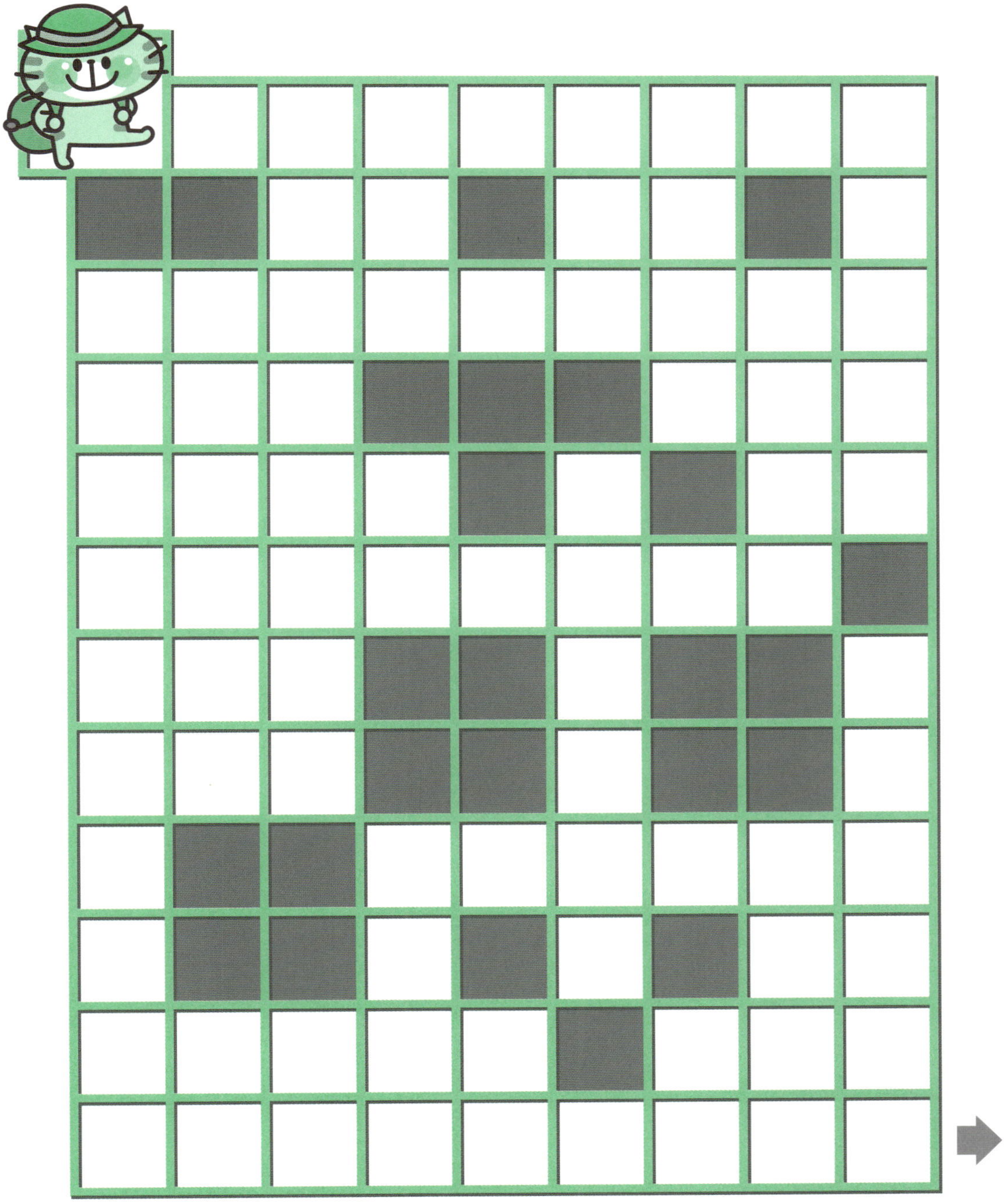

答えは、76ページです。

左右迷路 4

制限時間
90秒

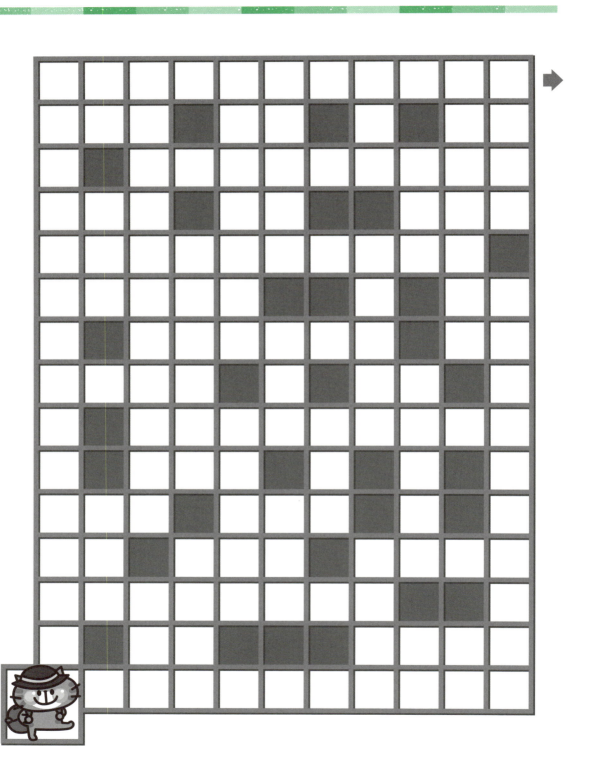

左ページのネコが動けば、右ページのネコも連動して同じように動きます。
頭の中で、左右のページのネコ2匹を同時に、全く同じように動かして
無事に矢印の方向に脱出させてください。灰色のマスは通れません。

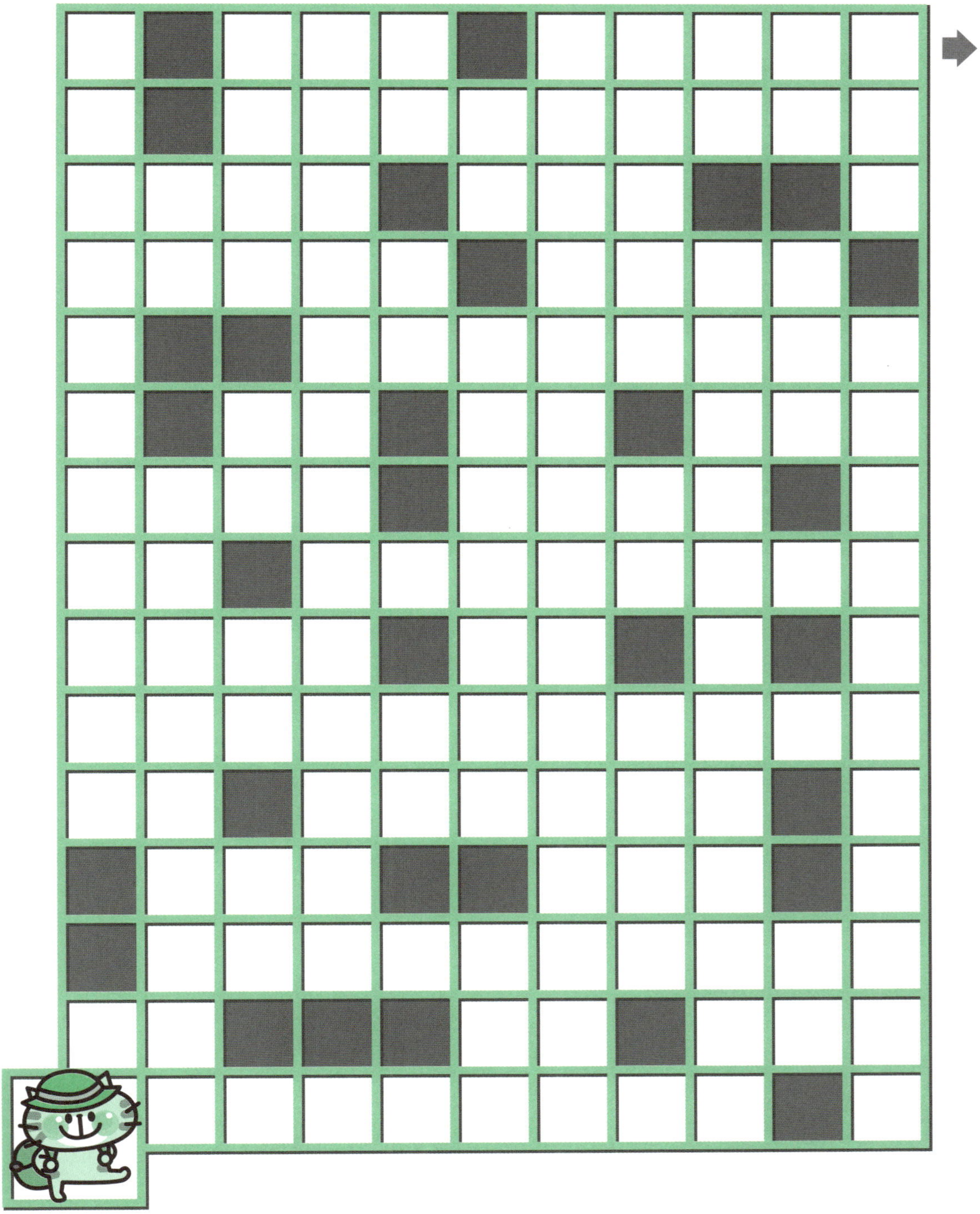

答えは、77ページです。

左右迷路 5

制限時間
90秒

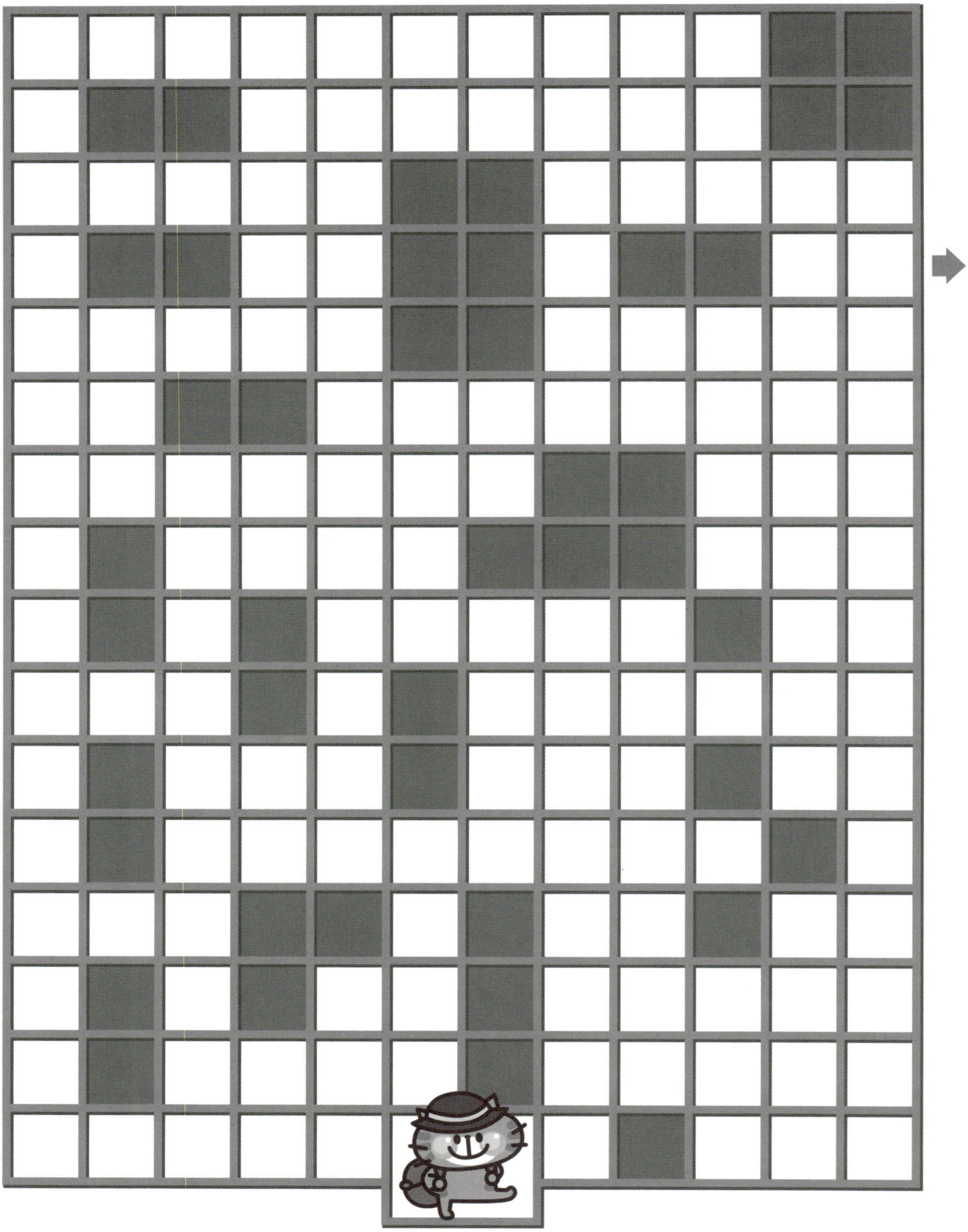

左ページのネコが動けば、右ページのネコも連動して同じように動きます。
頭の中で、左右のページのネコ2匹を同時に、全く同じように動かして
無事に矢印の方向に脱出させてください。灰色のマスは通れません。

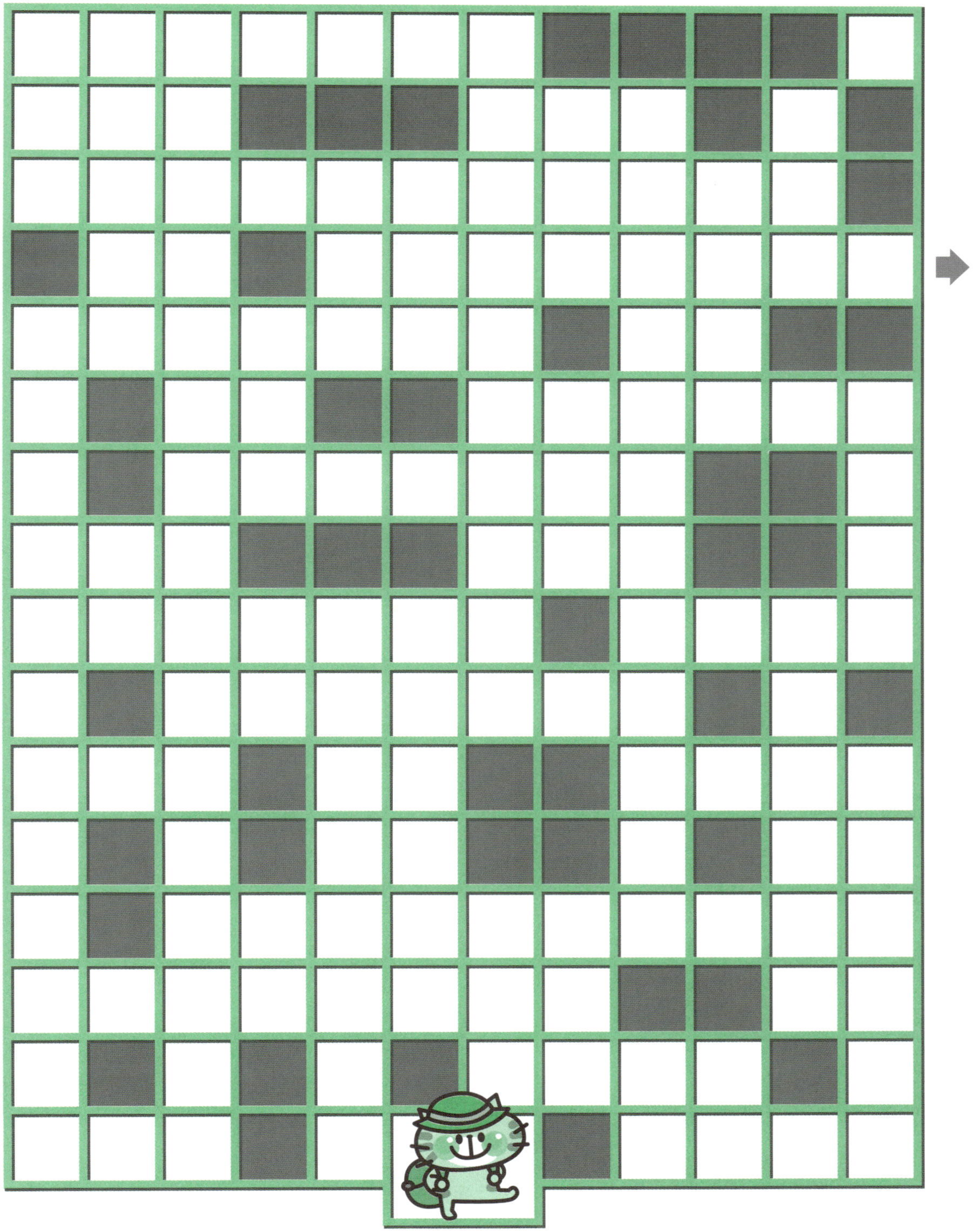

答えは、77ページです。

一筆書きクイズ 1

制限時間
90秒

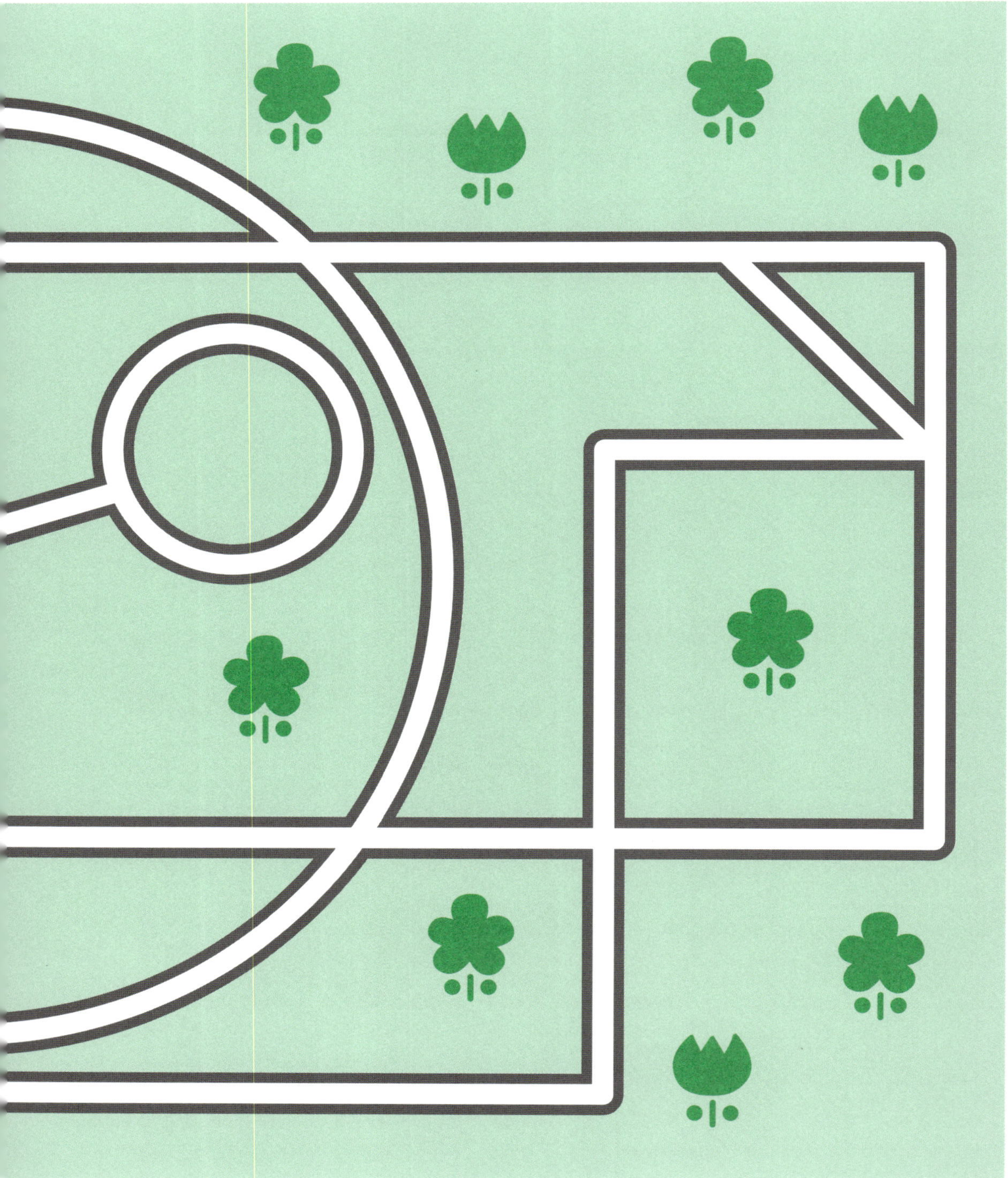

下の図形を、すべての道を1回ずつ通る一筆書きでなぞってください。
道を通るときはできるだけ指など使わず、視線だけで通りましょう。

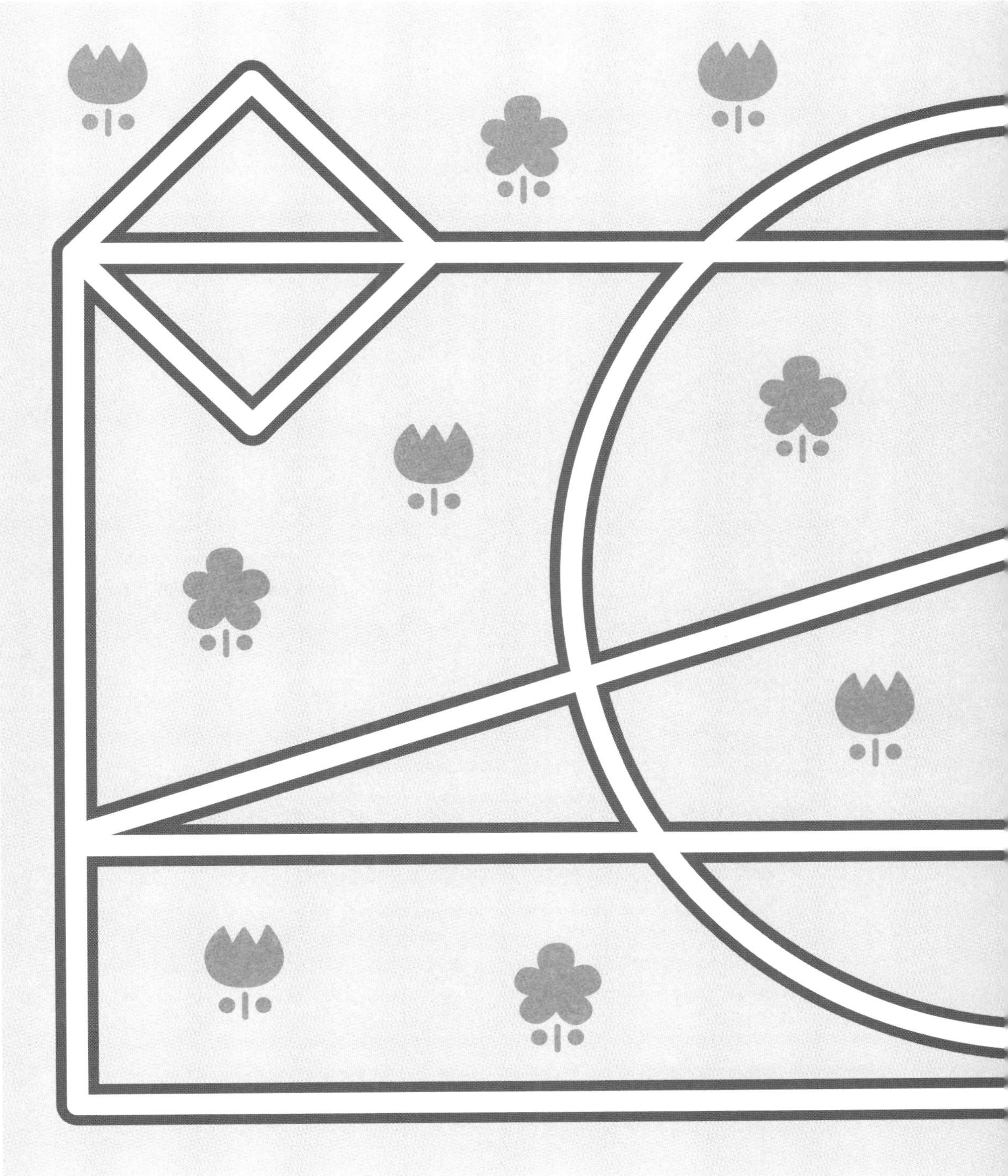

 答えは、78ページです。

一筆書きクイズ 2

制限時間
90秒

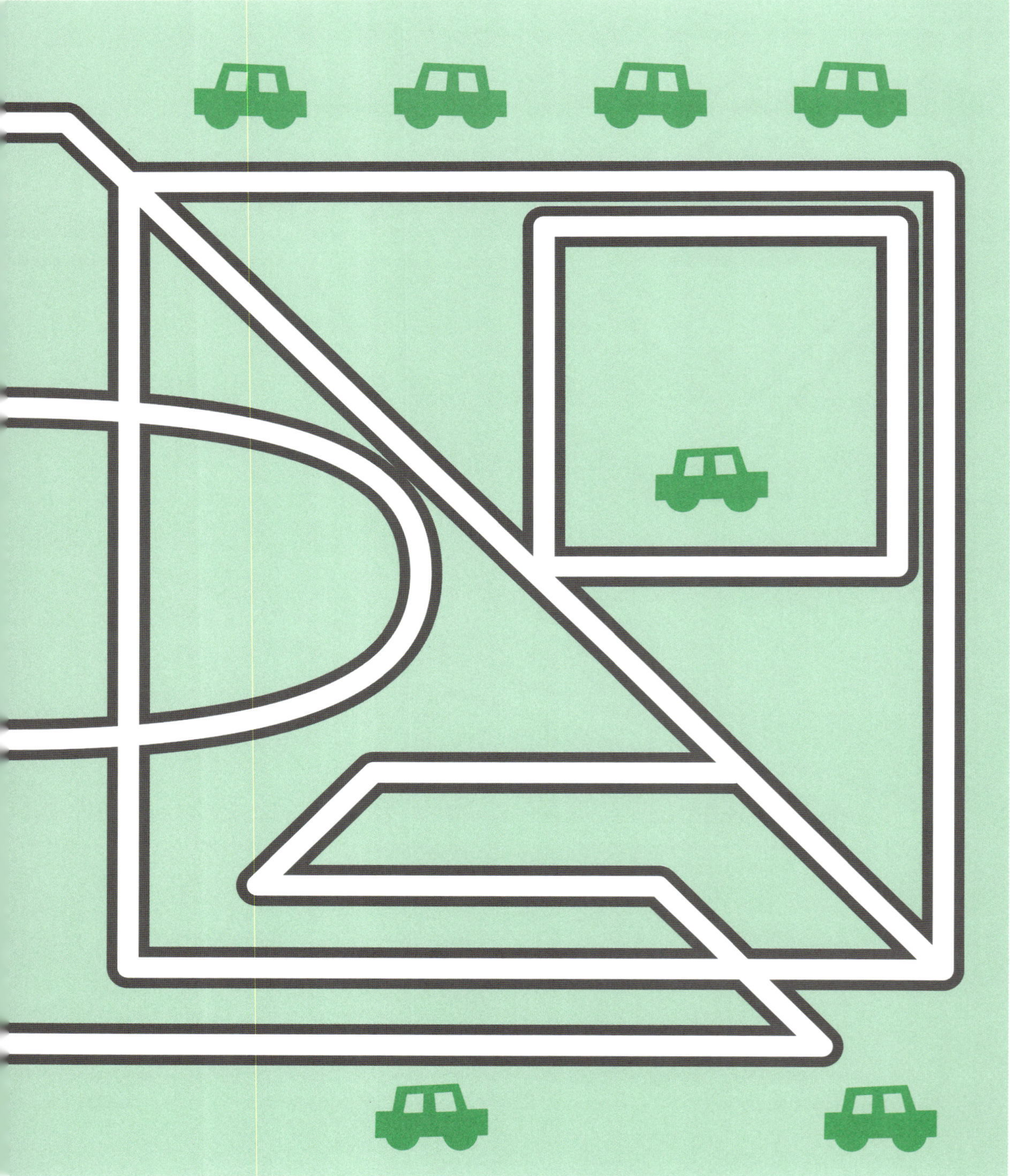

下の図形を、すべての道を1回ずつ通る一筆書きでなぞってください。
道を通るときはできるだけ指など使わず、視線だけで通りましょう。

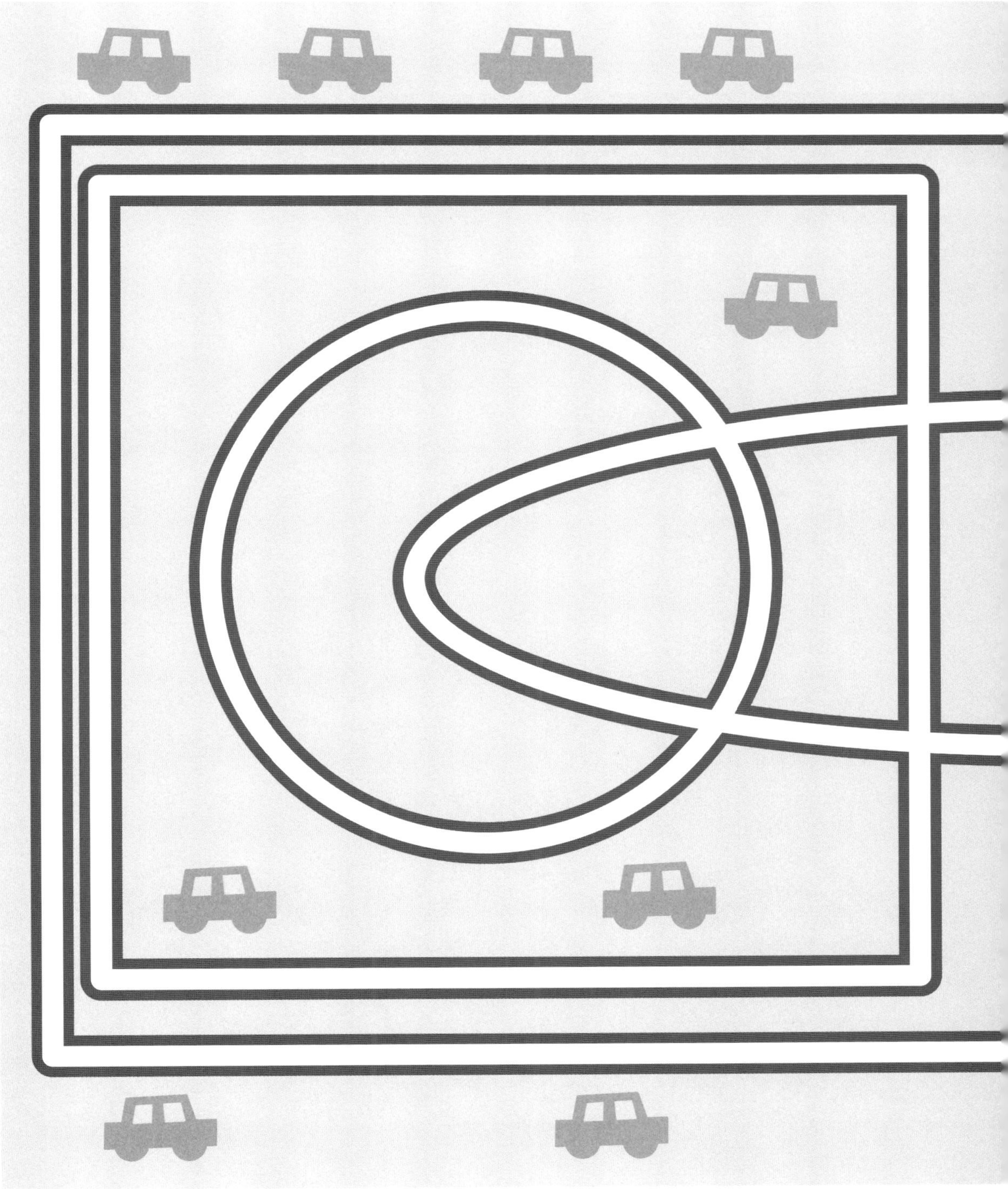

答えは、78ページです。

一筆書きクイズ 3

制限時間
90秒

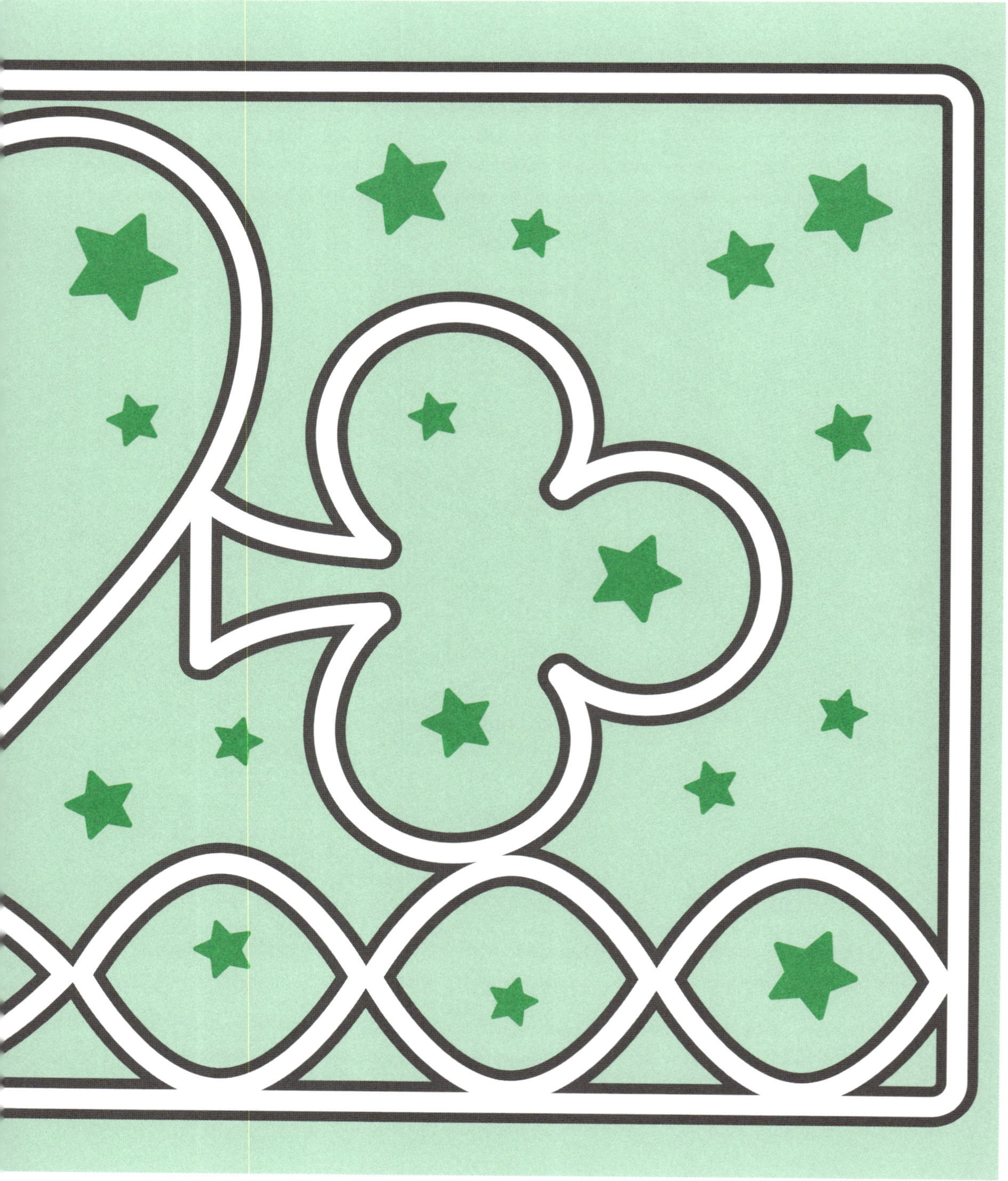

下の図形を、すべての道を1回ずつ通る一筆書きでなぞってください。
道を通るときはできるだけ指など使わず、視線だけで通りましょう。

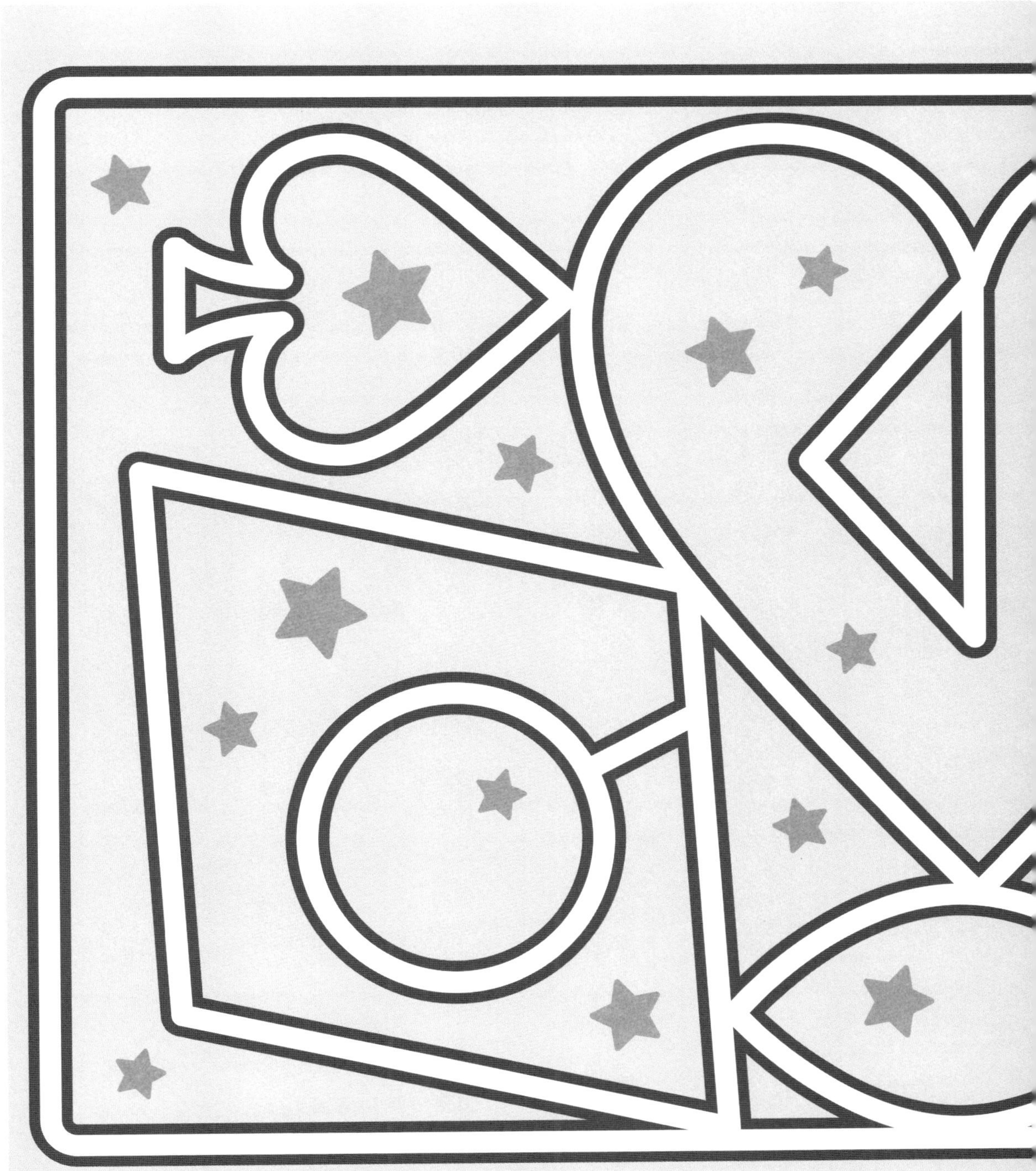

答えは、79ページです。

一筆書きクイズ 4

制限時間
90秒

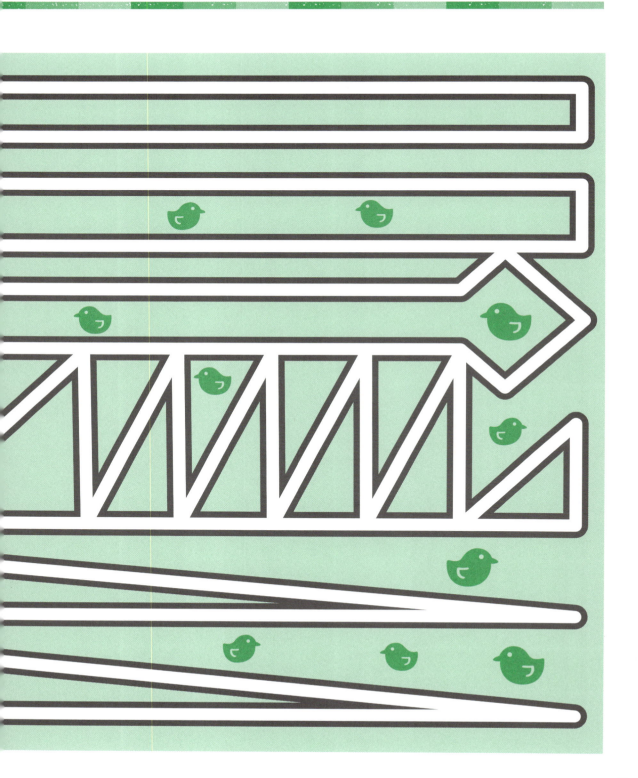

下の図形を、すべての道を1回ずつ通る一筆書きでなぞってください。
道を通るときはできるだけ指など使わず、視線だけで通りましょう。

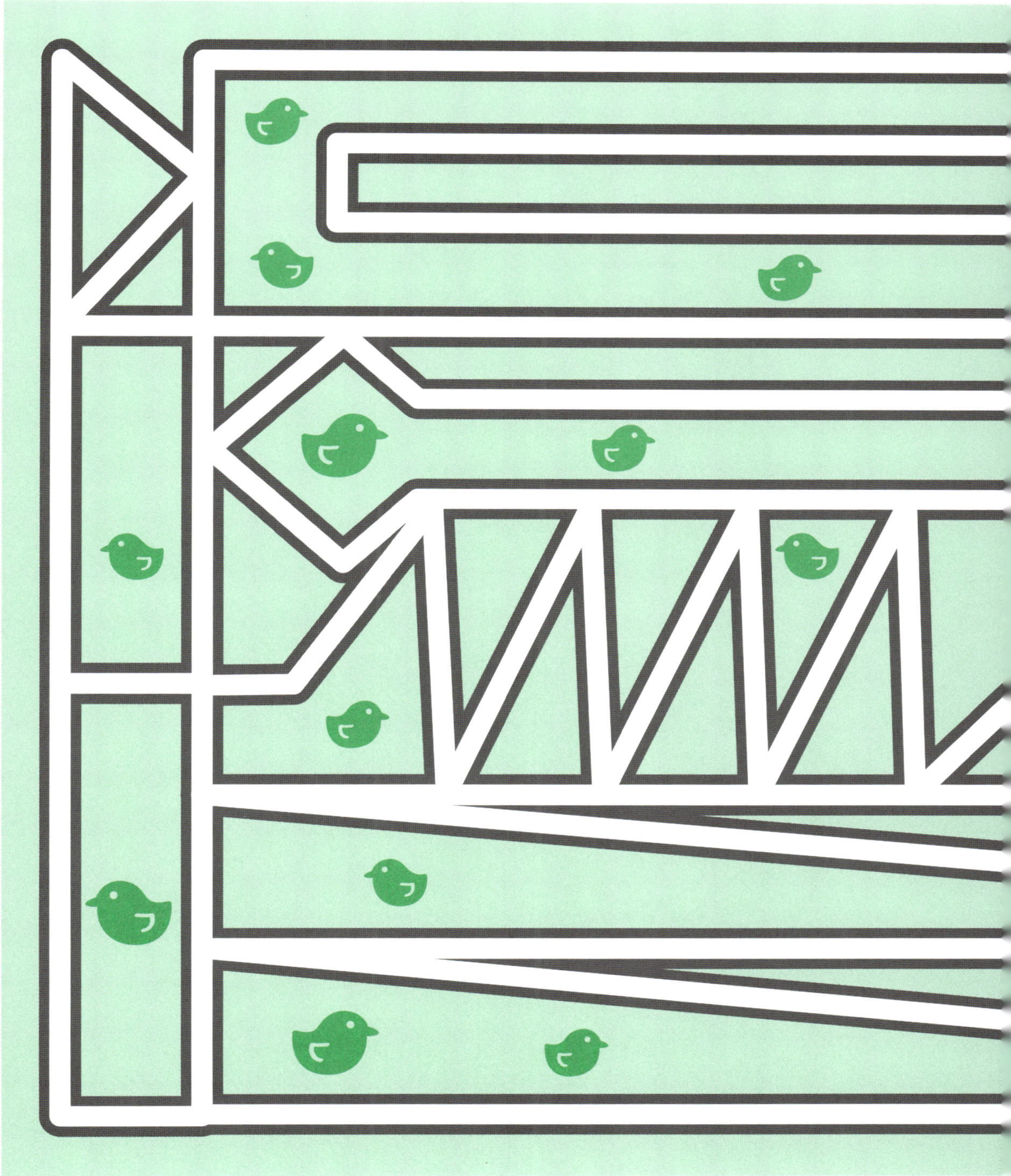

答えは、79ページです。

コラム　上下の見える範囲も広げられる！

視野拡大体操

視野の拡大は左右だけにとどまりません。
トレーニングをすれば、上下の視野も広くできるのです。
上下の視野を広げる簡単な体操を紹介します。

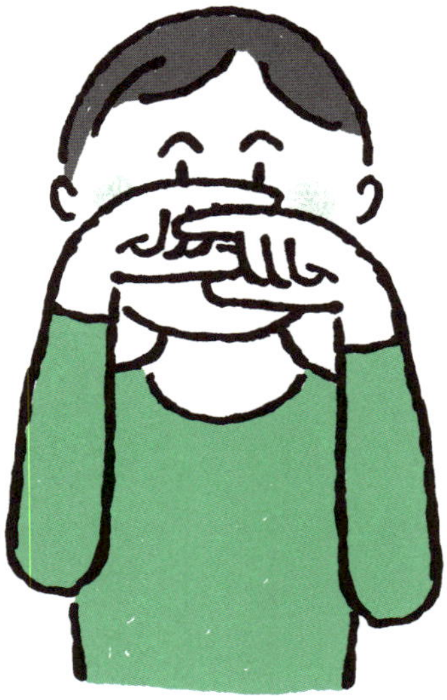

1

顔の前で、両手の人差し指を水平にします。

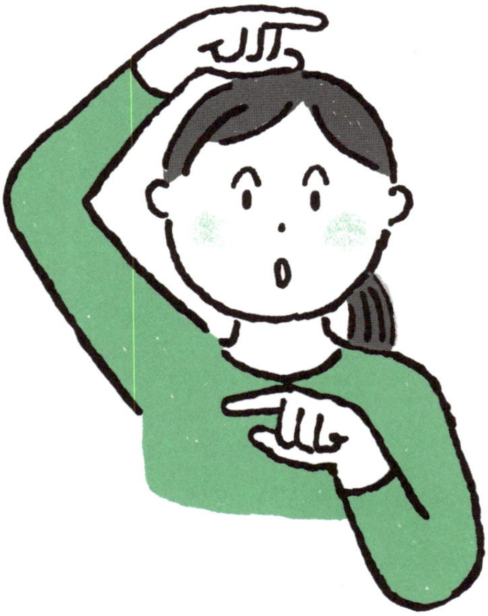

2

人差し指を水平にした状態で、手を上下に徐々に開きます。真正面を向いたまま、両方の指の先端を見ましょう。指先がぼやけるところまでいったら終了です。
視野を広げるため、少しずつでいいので、両手の間隔を広げるように意識して毎日続けてみましょう。

Part 2

血流アップで、目をもっとよくする！

全身の血流が低下すると、眼筋も血行不良に。
血行不良に陥った眼筋は十分に動かせなくなり、
視力低下が進みます。
視力回復には、眼筋を含む全身の血流アップが重要。
ここでは、眼筋を中心に
全身の血流をアップさせる方法を紹介します。

眼球ぐるぐる運動

両目を動かせる限界まで、ゆっくり大きく動かす運動。
眼筋のストレッチにもなります。
目の周辺の血行が一気によくなるでしょう。

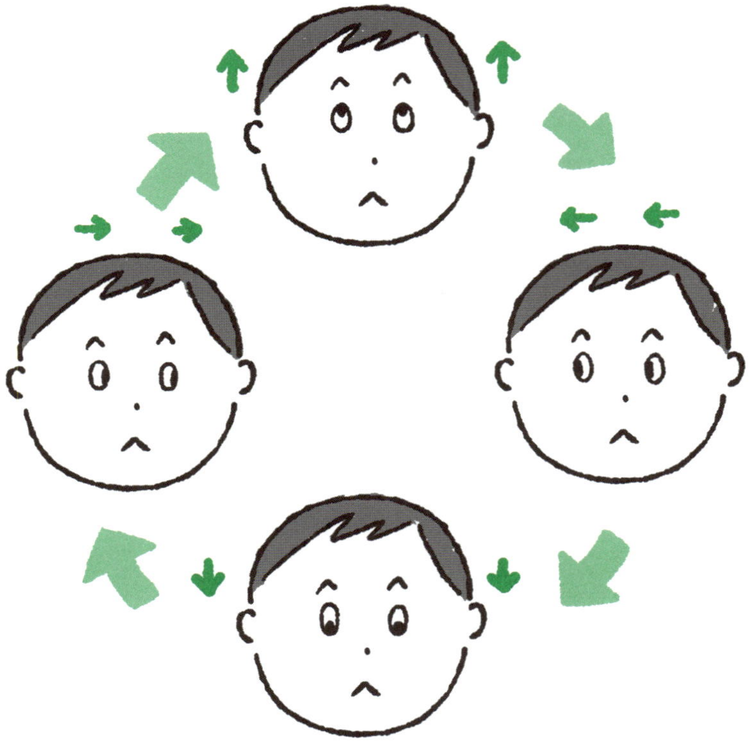

まず、自分の眉毛を見るつもりで思い切り上を見ます。このとき顔は動かさず、眼球だけを動かすこと。そこから、ゆっくりと目を右に動かしていきましょう。自分の耳を見るつもりで、思い切り横に動かします。
次に眼球を下に向かって動かします。鼻の頭よりもっと下を見るつもりで、ゆっくり動かしたら、次は眼球を左に動かします。このときも思い切り眼球を動かします。これで右回りの運動が終了。
30秒かけて右回りを5回行ったら、次は反対の左回りを同じように行います。

眼筋マッサージ

目の周辺部をぐるりとマッサージ。
ダイレクトに眼筋の血行を促します。

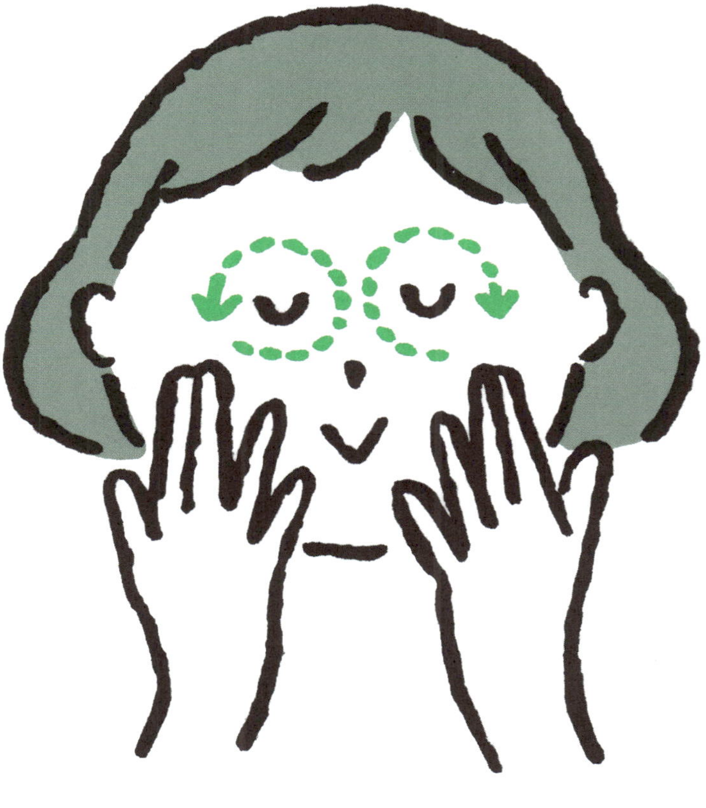

目を閉じた状態で、人差し指と中指で目の回りを1周するように押します。
軽い痛みを感じる程度に押すこと。20〜30回程度くりかえしましょう。
※目の回りの皮膚は弱いので、強く力をいれすぎないように。

首の血行促進

首で血行が滞ると、目を含む頭部に十分な血液が届かなくなります。
マッサージと体操で、首の血流力をアップしましょう。

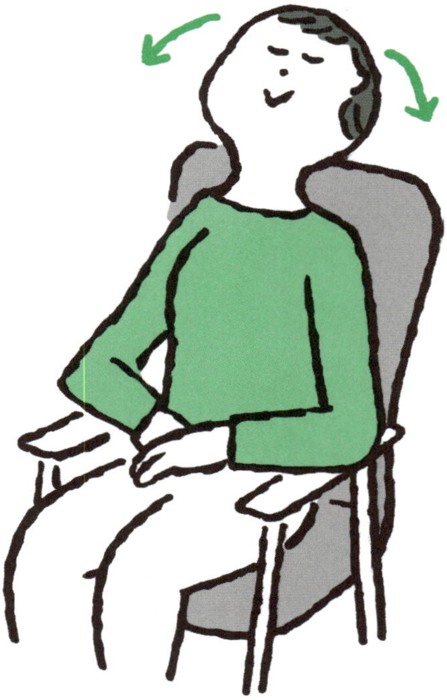

転がしマッサージ

椅子に座り、リラックスして背にもたれかかりましょう。その状態のまま、頭を後ろに倒し、後頭部、首のつけねのあたりにある凹みを椅子の背もたれにのせて左右に動かします。20〜30回ほど大きく、ゆっくり動かしてください。

先祖帰り体操

四つんばいになって、頭を上に向け、天井を見上げましょう。頭を高く持ち上げた状態のまま、歩き回ります。首の背後部分の筋肉が強化され、血流が改善します。

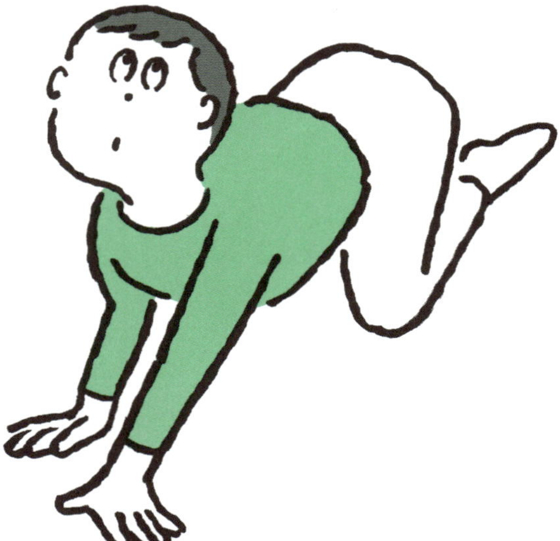

ボートこぎ体操

職場のデスクなどで、座ったまま簡単にできる血流アップの体操です。
目はもちろん、上半身全体の血流がグンとよくなります。

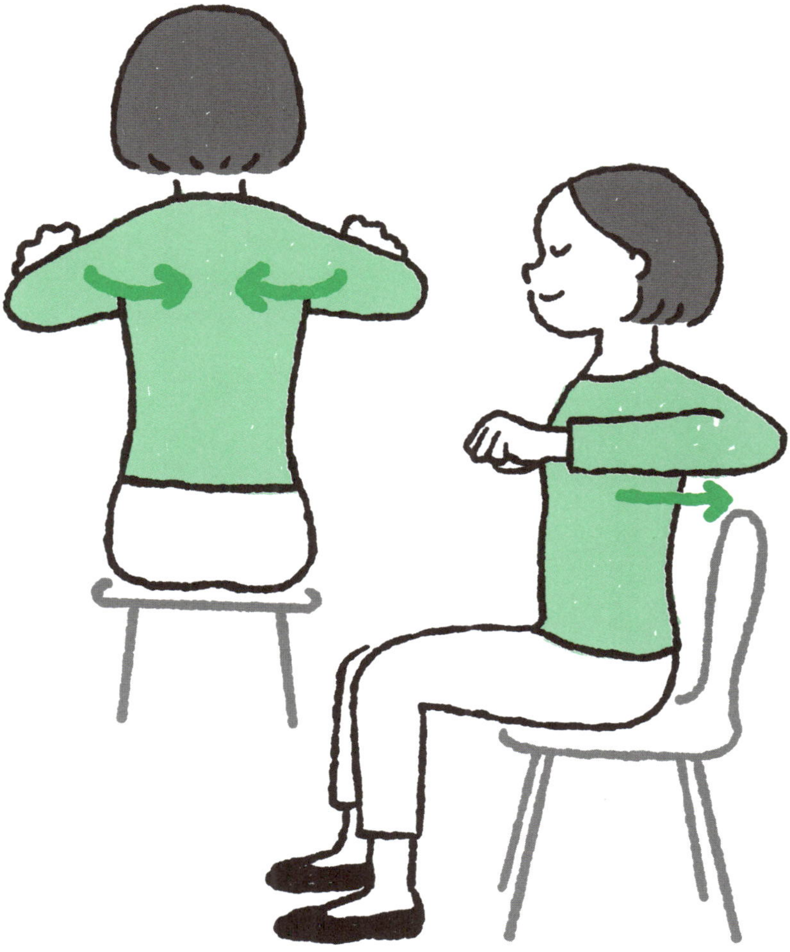

椅子に座ったまま両腕を前へ伸ばし、肩の高さまで上げます。伸ばした手をボートのオールを漕ぐような感じで、後ろにグッと引きます。このとき、背中にある左右の肩甲骨が真ん中でくっつくようなイメージで、思い切り腕を後ろに引きましょう。上半身の血流がよくなり、目も、脳の働きもよくなります。

ツボ押しで血流アップ

血流アップを促す3つのツボを紹介します。
全身の血の巡りがよくなることで、眼筋の血行もよくなります。

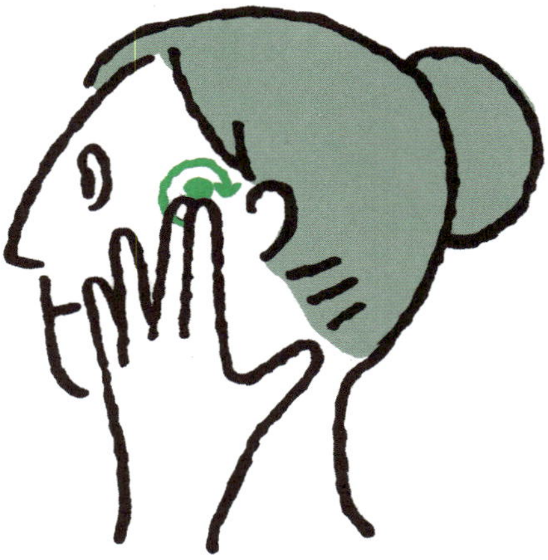

客主人《かくしゅじん》

側頭部（目と耳のちょうど真ん中にあり、メガネのツルの少し下にくるあたり）にある凹みが「客主人」というツボです。人差し指と中指の2本の指で、円を描くように押しましょう。右側左側それぞれ、20〜30回ほど押すこと。

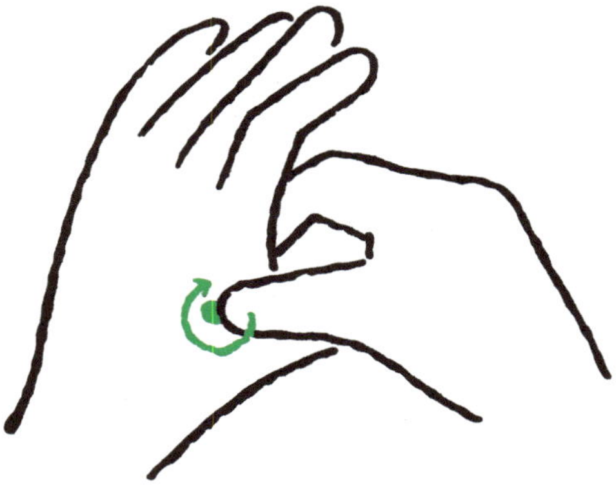

合谷《ごうこく》

手の甲の親指と人差し指の骨が分岐する位置にあるのが「合谷」というツボ。合谷を反対の手の親指を使って、円を描くようにぐりぐりと押しましょう。両手それぞれ20〜30回ほど強く押すこと。

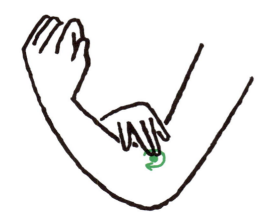

曲池《きょくち》

肘を曲げたときにできるシワのすぐ上あたりにあるのが「曲池」というツボ。反対の手の人差し指と中指を使って円を描くようにぐりぐりと押しましょう。両腕それぞれ、20〜30回ほど強く押すこと。

カカト歩き

普段の歩き方を少し変えるだけで、全身の血流を変えることもできます。
血流アップにつながる歩き方をお伝えします。

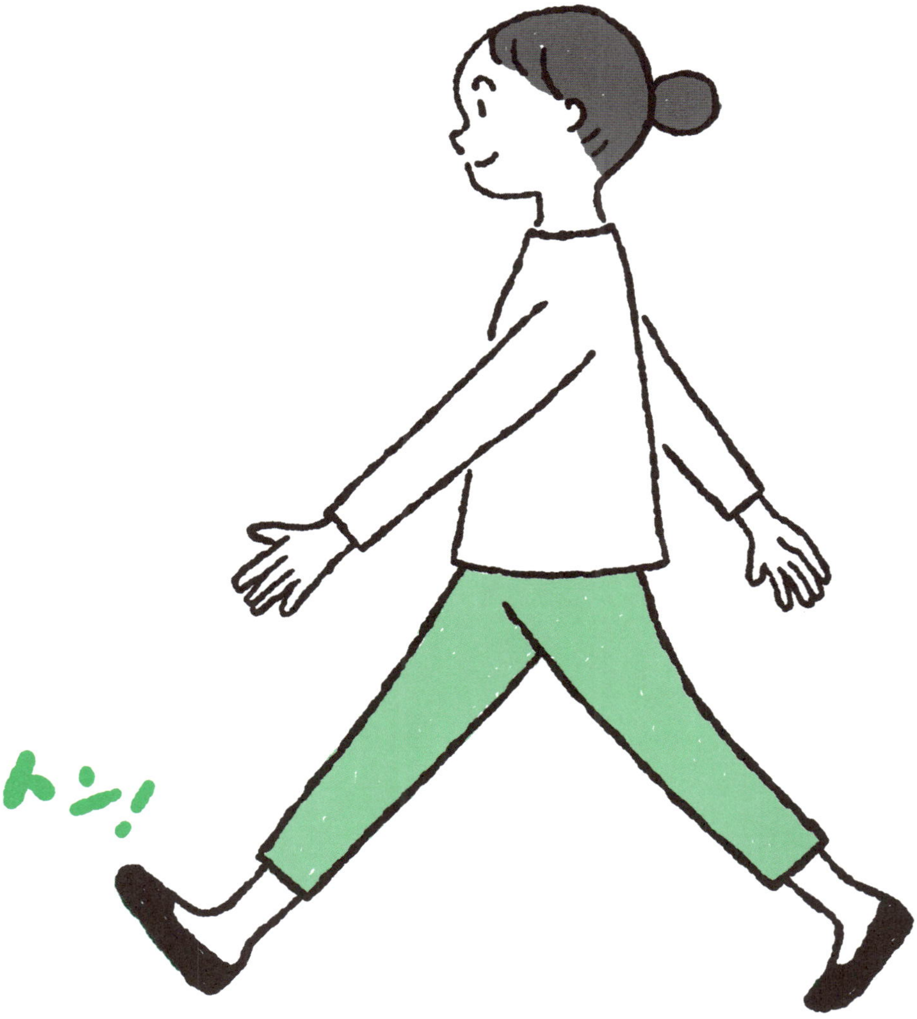

通勤や散歩など、少しでも歩く機会があれば、意識的にカカトから着地するように歩きます。軽く「トン」とカカトで音を立てるように意識して歩くと全身の血の巡りがよくなって、目を含む頭にも酸素が供給されます。意識するのは、カカトから着地することだけ。歩くついでにできるので、簡単に血流アップができます。また、この歩き方を意識すると何かに蹴つまずくことがなくなります。

右脳刺激 グーパー体操

普段の生活の中で使う機会が比較的少ない右脳を刺激することで、
右脳の働きを活性化し、脳をリラックスさせます。
眼球を含む脳全体の血流が改善します。

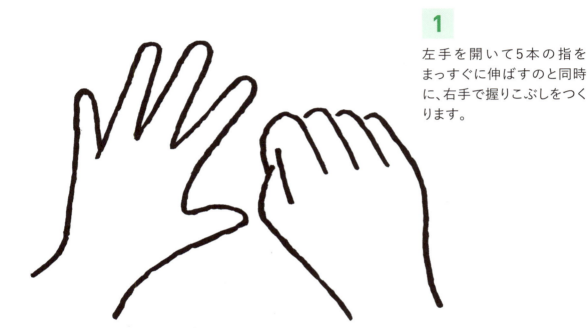

1

左手を開いて5本の指をまっすぐに伸ばすのと同時に、右手で握りこぶしをつくります。

2

左手で右手の握りこぶしをつかみ、包み込みます。ジャンケンでパーを出して勝った左手がグーを出して負けた右手をのみ込むイメージ。

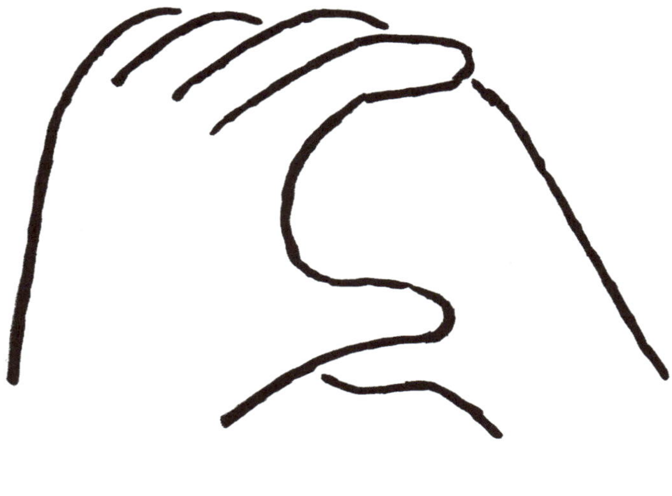

3

右手を開いてパーをつくり、それと同時に左手は握りこぶしをつくってグーにします。

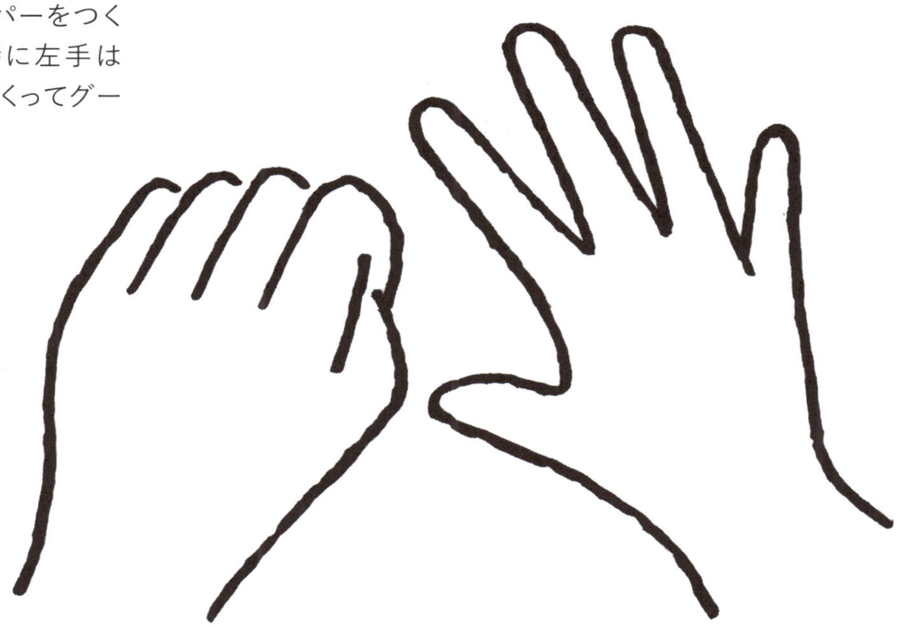

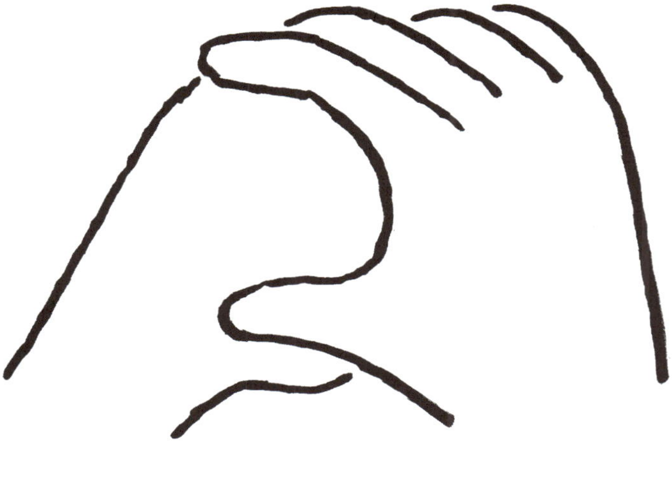

4

右手でグーの左手をつかんで、包み込みます。

5

4 までできたら、1 の動きに戻り、1 ～ 4 を連続して1分ほどくりかえしましょう。

ナンバーパズルの答え

ナンバーパズル 1

（P12-13）の答え

$$3+19+44-40=26$$

ナンバーパズル 2

（P14-15）の答え

$$15+45+58-21=97$$

ナンバーパズル 3

（P16-17）の答え

$$2+38+51-18=73$$

ナンバーパズル 4

（P18-19）の答え

$$9+14+15+50-51=37$$

隠れた文字を探せ！の答え

隠れた文字を探せ！ 1

（P20-21）の答え

しんがぽーる
（シンガポール）

隠れた文字を探せ！ 2

（P22-23）の答え

みたらしだんご

隠れた文字を探せ！ 3

（P24-25）の答え

あるみにうむ
（アルミニウム）

隠れた文字を探せ！ 4

（P26-27）の答え

かくれんぼ

紐解きクイズの答え

紐解きクイズ 1
（P28-29）の答え

一期一会

紐解きクイズ 2
（P30-31）の答え

千差万別

紐解きクイズ 3
（P32-33）の答え

天変地異

紐解きクイズ 4
（P34-35）の答え

大安吉日

漢字パズルの答え

漢字パズル 1 （P36-37）の答え

桜	桜	桜	桜	**柿**	桜	桜	桜	桜	桜	桜	桜
桜	桜	桜	桜	桜	桜	桜	桜	桜	桜	桜	桜
桜	桜	桜	桜	桜	桜	桜	桜	桜	桜	桜	桜
桜	桜	桜	桜	桜	桜	桜	桜	桜	桜	**檜**	桜
桜	桜	桜	桜	桜	桜	桜	桜	桜	桜	桜	桜
桜	桜	桜	桜	桜	桜	桜	桜	桜	桜	桜	桜
桜	桜	桜	桜	桜	桜	**椿**	桜	桜	桜	桜	桜
桜	桜	桜	**松**	桜	桜	桜	桜	桜	桜	桜	桜
桜	桜	桜	桜	桜	桜	桜	桜	桜	桜	桜	桜
桜	桜	桜	桜	桜	桜	桜	桜	桜	桜	桜	**柊**
桜	桜	桜	桜	桜	桜	桜	桜	桜	桜	桜	桜
桜	桜	桜	桜	桜	桜	桜	桜	桜	桜	桜	桜
桜	桜	桜	桜	桜	桜	桜	**桃**	桜	桜	桜	桜
桜	桜	桜	桜	桜	桜	桜	桜	桜	桜	桜	桜

桜	桜	桜	桜	桜	桜	桜	桜	桜	桜	桜	桜
杉	桜	桜	桜	桜	桜	桜	桜	桜	桜	桜	桜
桜	桜	桜	桜	桜	桜	**楓**	桜	桜	桜	桜	桜
桜	桜	桜	桜	桜	桜	桜	桜	桜	桜	桜	桜
桜	桜	桜	桜	桜	桜	桜	桜	桜	桜	桜	桜
桜	桜	桜	桜	桜	桜	桜	桜	桜	桜	桜	桜
桜	桜	桜	桜	桜	桜	桜	桜	桜	桜	桜	**梅**
桜	桜	桜	桜	桜	桜	桜	桜	桜	桜	桜	桜
桜	桜	桜	**柳**	桜	桜	桜	桜	桜	桜	桜	桜
桜	桜	桜	桜	桜	桜	桜	桜	桜	桜	桜	桜
桜	桜	桜	桜	桜	桜	桜	桜	桜	桜	桜	桜
桜	桜	桜	桜	桜	桜	桜	桜	桜	桜	桜	桜
桜	桜	桜	桜	桜	桜	桜	桜	桜	桜	桜	桜
桜	桜	桜	桜	桜	桜	桜	桜	桜	桜	桜	桜

漢字パズル 2 (P38-39)の答え

鮨	鮨	鮨	鮨	鮨	鮨	鮨	鮨	鮨	鮨	鮨	鮨
鮨	鮨	鮨	鮨	鮨	鮨	鮨	鮨	鮨	鮨	鮨	鮨
鮨	鮨	鮨	鮨	鮨	鮨	鮨	鮨	鮨	鮨	鮨	鮪
鮨	鮨	鮨	鮨	鮨	鮨	鮨	鮨	鮨	鮨	鮨	鮨
鮨	鮨	鮨	鮨	鮨	鮨	鮨	鮨	鮨	鮨	鮨	鮨
鮨	鮨	鮨	鮨	鮨	鮨	鮨	鮨	鮨	鮨	鮨	鮨
鮨	鮨	鮨	鮨	鮃	鮨	鮨	鮨	鮨	鮨	鮨	鮨
鮨	鮨	鮨	鮨	鮨	鮨	鮨	鮨	鮨	鮨	鮨	鮨
鮨	鮨	鮨	鮨	鮨	鮨	鮨	鮨	鮨	鮨	鮨	鮨
鮨	鮨	鮨	鮨	鮨	鮨	鮑	鮨	鮨	鮨	鮨	鮨
鮨	鮨	鮨	鮨	鮨	鮨	鮨	鮨	鮨	鮨	鮨	鮨
鮨	鮨	鮨	鮨	鮨	鮨	鮨	鮨	鮨	鮨	鮨	鮨
鮨	鮭	鮨	鮨	鮨	鮨	鮨	鮨	鮨	鮨	鮨	鮨
鮨	鮨	鮨	鮨	鮨	鮨	鮨	鮨	鮨	鮨	鮨	鮨

鮨	鮨	鮨	鮨	鮨	鮨	鮨	鮨	鰤	鮨	鮨	鮨
鮨	鮨	鮨	鮨	鮨	鮨	鮨	鮨	鮨	鮨	鮨	鮨
鮨	鮨	鮨	鮨	鮨	鮨	鮨	鮨	鮨	鮨	鮨	鮨
鮨	鯛	鮨	鮨	鮨	鮨	鮨	鮨	鮨	鮨	鮨	鮨
鮨	鮨	鮨	鮨	鮨	鮨	鮨	鮨	鮨	鮨	鮨	鮨
鮨	鮨	鮨	鮨	鮨	鮨	鮨	鮨	鮨	鮨	鮨	鮨
鮨	鮨	鮨	鮨	鮨	鮨	鯖	鮨	鮨	鮨	鮨	鮨
鮨	鮨	鮨	鮨	鮨	鮨	鮨	鮨	鮨	鮨	鮨	鮨
鮨	鮨	鮨	鮨	鮨	鮨	鮨	鮨	鮨	鮨	鮨	鮨
鰯	鮨	鮨	鮨	鮨	鮨	鮨	鮨	鮨	鰹	鮨	鮨
鮨	鮨	鮨	鮨	鮨	鮨	鮨	鮨	鮨	鮨	鮨	鮨
鮨	鮨	鮨	鮨	鯵	鮨	鮨	鮨	鮨	鮨	鮨	鮨
鮨	鮨	鮨	鮨	鮨	鮨	鮨	鮨	鮨	鮨	鮨	鮨
鮨	鮨	鮨	鮨	鮨	鮨	鮨	鮨	鮨	鮨	鮨	鮨

漢字パズル 3 (P40-41)の答え

雲	雲	雲	雲	霧	雲	雲	雲	雲	雲	雲	雲
雲	雲	雲	雲	雲	雲	雲	雲	雲	雲	雲	雲
雹	雲	雲	雲	雲	雲	雲	雲	雲	雲	雲	雲
雲	雲	雲	雲	雲	雲	雲	雨	雲	雲	雲	雲
雲	雲	雲	雲	雲	雲	雲	雲	雲	雲	雲	雲
雲	雲	雲	雲	雲	雲	雲	雲	雲	雲	雲	雲
雲	雲	雲	雲	雲	雲	雲	雲	雲	雲	雲	雲
雲	雲	雲	雲	雲	雲	雲	雲	雪	雲	雲	雲
雲	雲	雲	雲	雲	雲	雲	雲	雲	雲	雲	雲
雲	雲	雲	雲	雲	雲	雲	雲	雲	雲	雲	雲
雲	雲	雲	雲	雲	雲	雲	雲	雲	雲	雲	雲
雲	雲	雲	雲	雲	雷	雲	雲	雲	雲	雲	雲
雲	雲	雲	雲	雲	雲	雲	雲	雲	雲	雲	雲
雲	雲	雲	雲	雲	雲	雲	雲	雲	雲	雲	雲

雲	霞	雲	雲	雲	雲	雲	雲	雲	雲	雲	雲
雲	雲	雲	雲	雲	雲	雲	雲	雲	雲	雲	雲
雲	雲	雲	雲	雲	雲	雲	雲	雲	雲	雲	雲
雲	雲	雲	雲	雲	雲	雲	雲	雲	雲	雲	雲
雲	雲	雲	雲	雲	雲	雲	雲	雲	雲	雲	雲
雲	雲	雲	雲	雲	露	雲	雲	雲	雲	雲	雲
雲	雲	雲	雲	雲	雲	雲	雲	雲	雲	雲	雲
雲	雲	雲	雲	雲	雲	雲	雲	雲	雲	霙	雲
雲	雲	雲	雲	雲	雲	雲	雲	雲	雲	雲	雲
雲	雲	雲	雲	雲	雲	雲	雲	雲	雲	雲	雲
雲	雲	雲	霜	雲	雲	雲	雲	雲	雲	雲	雲
雲	雲	雲	雲	雲	雲	雲	雲	雲	雲	雲	雲
雲	雲	雲	雲	雲	雲	雲	雲	雲	雲	雲	雫
雲	雲	雲	雲	雲	雲	雲	雲	雲	雲	雲	雲

漢字パズル 4 (P42-43)の答え

鳩	鳩	鳩	鳩	鳩	鳩	鳩	鳩	鳩	鳩	鳩	鳩
鳩	鴨	鳩	鳩	鳩	鳩	鳩	鳩	鳩	鵯	鳩	鳩
鳩	鳩	鳩	鳩	鳩	鳩	鳩	鳩	鳩	鳩	鳩	鳩
鳩	鳩	鳩	鳩	鳩	鳩	鳩	鳩	鳩	鳩	鳩	鳩
鳩	鳩	鳩	鳩	鳩	鳩	鳩	鳩	鳩	鳩	鳩	鳩
鳩	鳩	鳩	鳩	鳩	鳩	鳩	鳩	鳩	鳩	鴉	鳩
鳩	鳩	鳩	鳩	鳩	鳩	鳩	鳩	鳩	鳩	鳩	鳩
鳩	鳩	鳩	鳩	鳩	鶏	鳩	鳩	鳩	鳩	鳩	鳩
鳩	鳩	鶇	鳩	鳩	鳩	鳩	鳩	鳩	鳩	鳩	鳩
鳩	鳩	鳩	鳩	鳩	鳩	鳩	鳩	鳩	鳩	鳩	鳩
鳩	鳩	鳩	鳩	鳩	鳩	鳩	鳩	鳩	鳩	鳩	鳩
鳩	鳩	鳩	鳩	鳩	鳩	鳩	鳩	鴇	鳩	鳩	鳩
鳩	鳩	鳩	鳩	鳩	鳩	鳩	鳩	鳩	鳩	鳩	鳩
鳩	鳩	鳩	鳩	鳩	鳩	鳩	鳩	鳩	鳩	鳩	鳩

鳩	鳩	鳩	鳩	鳩	鳩	鳩	鳩	鳩	鳩	鳩	鳩
鳩	鳩	鳩	鳩	鳩	鳩	鳩	鳩	鳩	鳩	鳩	鳩
鳩	鳩	鴎	鳩	鳩	鳩	鳩	鳩	鳩	鳩	鳩	鳩
鳩	鳩	鳩	鳩	鳩	鳩	鳩	鳩	鳩	鳩	鳩	鳩
鳩	鳩	鳩	鳩	鳩	鳩	鳩	鳩	鳩	鳩	鳩	鳩
鳩	鳩	鳩	鳩	鳩	鳩	鳩	鳩	鳩	鳩	鳩	鳩
鳩	鳩	鳩	鳩	鳩	鳩	鳩	鳩	鳩	鳩	鳩	鳩
鳩	鳩	鳩	鳩	鳩	鳩	鳩	鳩	鳩	鳩	鳩	鳩
鳩	鸛	鳩	鳩	鳩	鳩	鳩	鳩	鳩	鳩	鳩	鳩
鳩	鳩	鳩	鳩	鳩	鳩	鳩	鳩	鳩	鶉	鳩	鳩
鳩	鳩	鳩	鳩	鳩	鳩	鳩	鳩	鳩	鳩	鳩	鳩
鳩	鳩	鳩	鳩	鳩	鳩	鳩	鳩	鳩	鳩	鳩	鳩
鳩	鳩	鳩	鳩	鶴	鳩	鳩	鳩	鳩	鳩	鳩	鳩
鳩	鳩	鳩	鳩	鳩	鳩	鳩	鳩	鳩	鳩	鳩	鳩

左右迷路の答え

左右迷路 1 (P44-45)の答え

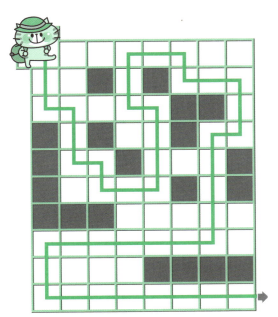

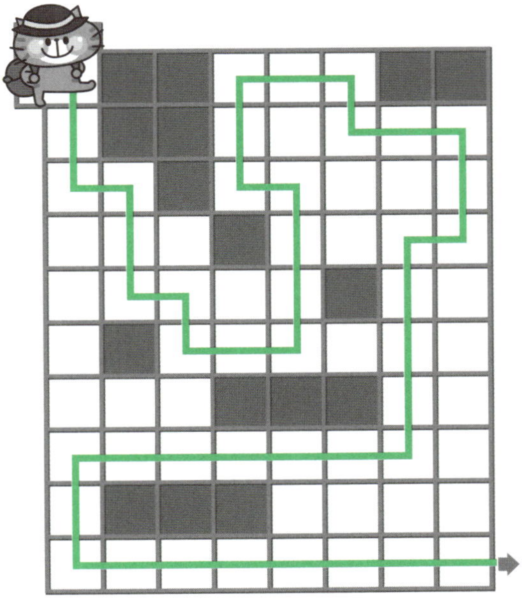

左右迷路 2 (P46-47)の答え

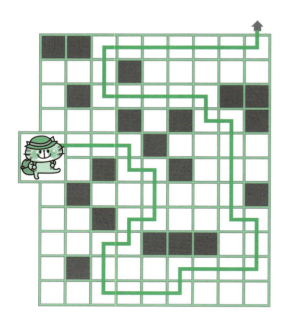

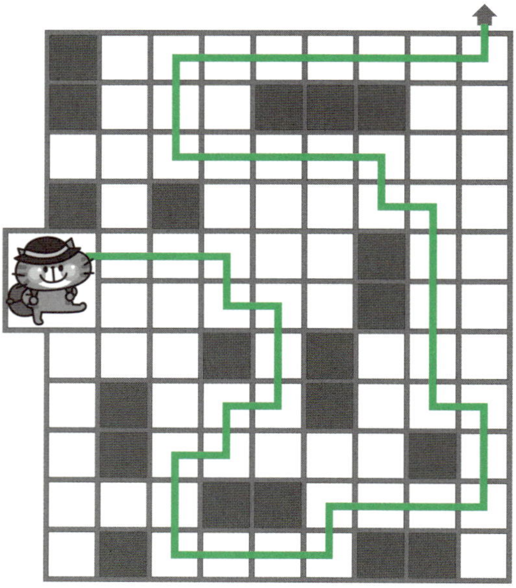

左右迷路 3 (P48-49)の答え

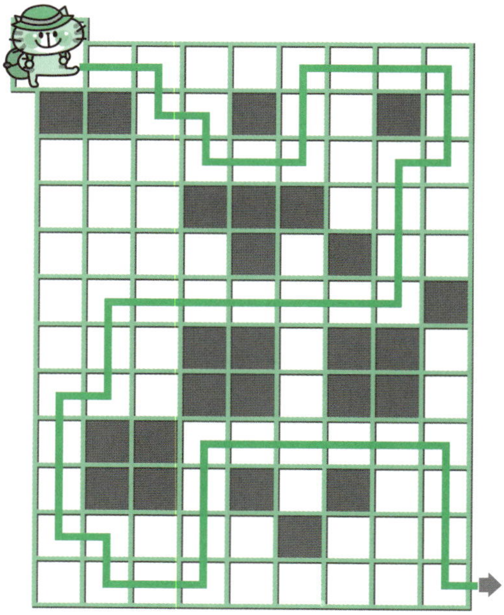

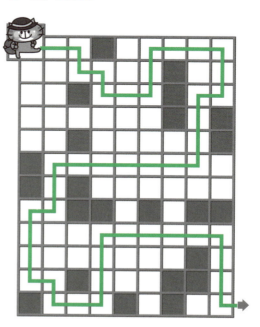

左右迷路 4 （P50-51）の答え

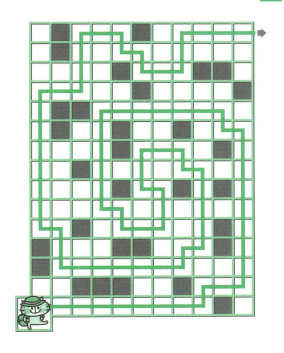

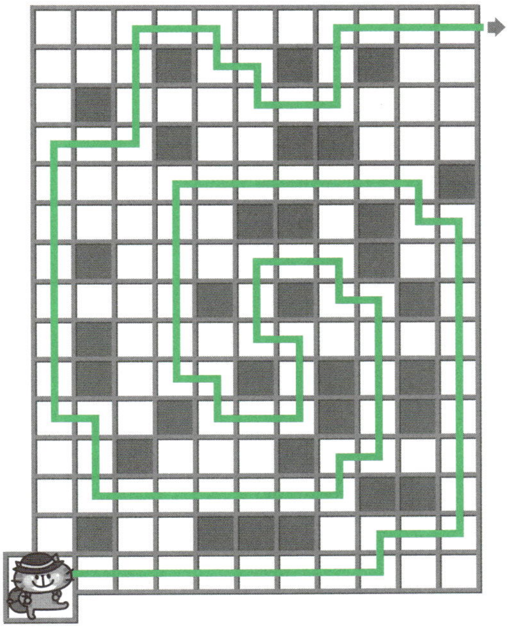

左右迷路 5 （P52-53）の答え

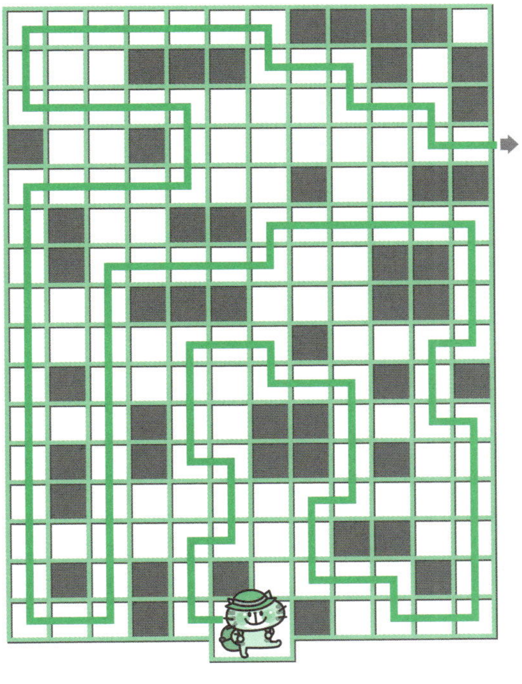

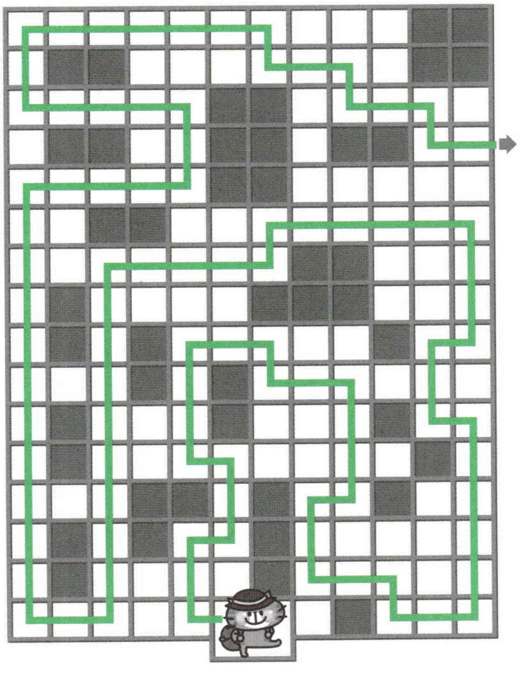

一筆書きクイズの答え

一筆書きクイズ 1 (P54-55)の答え

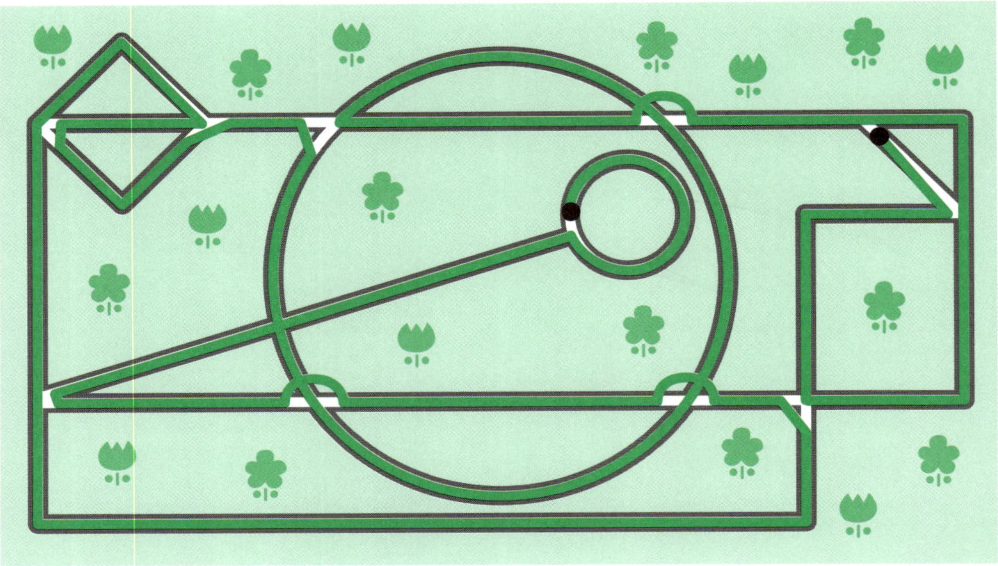

※答えは一例です。他にも答えがあります。

一筆書きクイズ 2 (P56-57)の答え

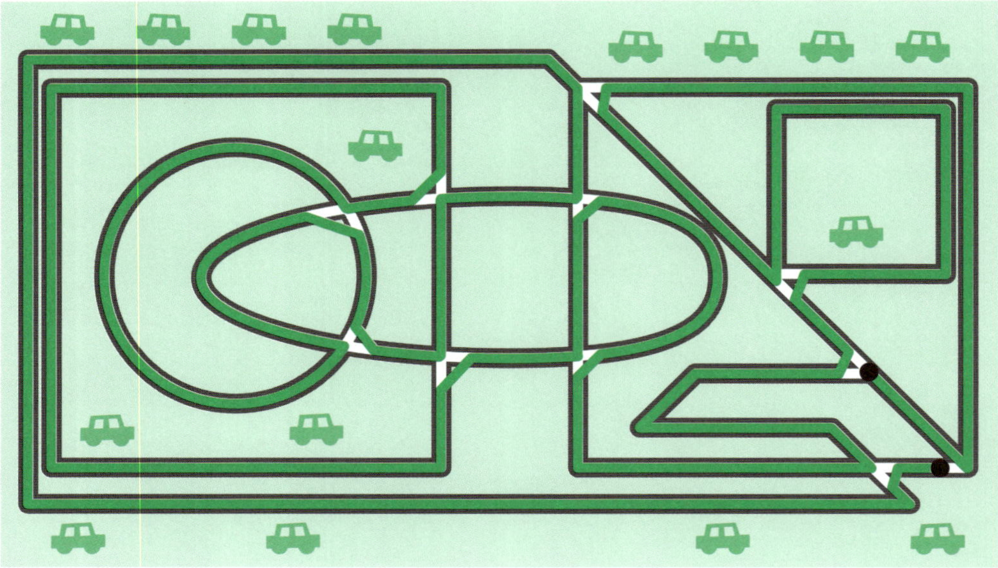

※答えは一例です。他にも答えがあります。

一筆書きクイズ 3 (P58-59)の答え

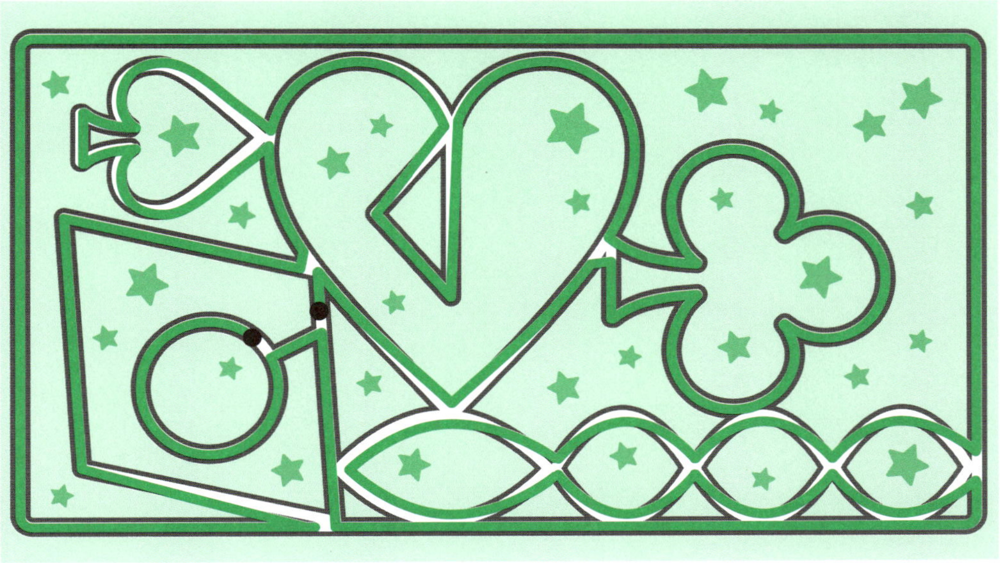

※答えは一例です。他にも答えがあります。

一筆書きクイズ 4 (P60-61)の答え

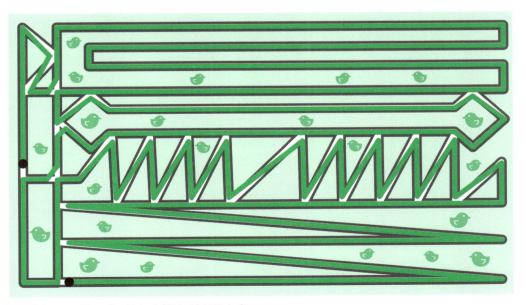

※答えは一例です。他にも答えがあります。

◆著者紹介◆

若桜木虔〈わかさきけん〉

1947年静岡県生まれ。東京大学大学院生物系博士課程（遺伝学専攻）修了。速読法の指導をしているときに、多くの生徒の視力が向上していることに気づき、「視力回復トレーニング」の理論をまとめ、その効果を伝えている。専門であった遺伝学の知識を生かし、医学・遺伝学・健康法に関する著書を多く執筆した実績を持つ。
また、作家としても活躍。筆名を使い分けて800冊以上の著作がある。作家の養成にも力をそそいでおり、ＮＨＫ文化センター町田にて小説家養成講座の講師を務め、50名以上のプロ作家を輩出している。
代表的な著書に『1日1回！ 見るだけで「老眼」はどんどんよくなる』『たった10秒！「視力復活」眼筋トレーニング 決定版』（どちらも小社）などがある。

◆クイズ制作者紹介◆

北村良子〈きたむらりょうこ〉

1978年生まれ。有限会社イーソフィア代表。パズルを解くのが趣味だったことから、次第にパズルを作るようになり、パズル作家となる。現在は書籍や雑誌、新聞、TV番組などに向け、パズルを作成している。『大人のナゾトレ』（宝島社）など著書多数。

●カバー・本文デザイン…岡崎理恵
●本文イラスト…ササキサキコ

1日《にち》1回《かい》！
大人《おとな》と子《こ》どもの目《め》がよくなるすごいクイズ

2019年9月30日　第1刷
2022年6月30日　第4刷

著　者　若《わか》桜《さ》木《き》虔《けん》

発行者　小澤源太郎

責任編集　株式会社 プライム涌光
電話　編集部　03（3203）2850

発行所　株式会社 青春出版社
東京都新宿区若松町12番1号〒162-0056
振替番号　00190-7-98602
電話　営業部　03（3207）1916

印刷　大日本印刷　　製本　フォーネット社

万一、落丁、乱丁がありました節は、お取りかえします。
ISBN978-4-413-11302-1 C0047